U0111995

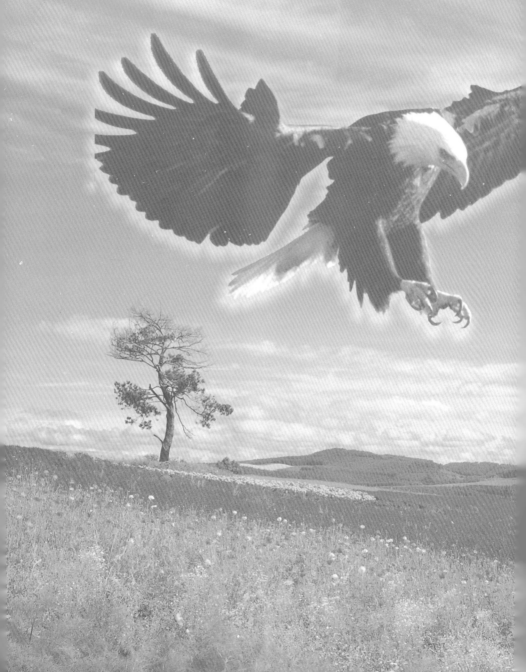

大展好書　好書大展
品嘗好書　冠群可期

大展好書　好書大展
品嘗好書　冠群可期

體育教材：11

體育康復學

榮湘江　姚鴻恩　主編

大展出版社有限公司

編寫組成員

主　　編：榮湘江　姚鴻恩

編寫人員：（按撰寫章節前後為序）

榮湘江（首都體育學院）

楊　霞（雲南師範大學）

房美玉（湖南師範大學）

姚鴻恩（首都體育學院）

黃立平（天津體育學院）

趙　斌（河北師範大學）

楊　萍（首都體育學院）

葉超群（首都體育學院）

張　均（揚州大學）

前　言

　　「體育康復學」是研究如何將體育的方法與手段運用到各種疾病和損傷的康復治療中的一門綜合性應用學科。它是在醫療保健與體育運動相結合的過程中發展起來的一門新興的綜合性的交叉學科。

　　學習「體育康復學」的目的是將體育運動中的方法與手段運用到疾病和損傷的康復治療中，以達到加快患者的康復過程、減輕或減少疾病和損傷給人體帶來的殘疾，發展機體的代償功能以達到使傷病者盡快回歸社會的目的。

　　隨著社會的現代化，各種疾病和損傷的死亡率已經在逐步下降，而所遺留的各種器官的功能缺失或殘疾卻越來越多。

　　另一方面，隨著現代奧運會的發展，殘疾人奧運會也得到了前所未有的發展，殘疾人體育正越來越被人們所接受和認識，這是社會文明的一大標誌，在此過程中，「體育康復」發揮了不可替代的重要作用，並且其自身也逐步發展成為一門獨立的學科。

　　「體育康復學」是運動人體科學專業的主幹專業課程，學生透過本門課程的學習要了解和掌握「體育康復」的發展歷史、運動對人體的基本作用機理和主

要作用、不同的運動方式對人體的作用特點以及目前適用運動療法的主要疾病及其今後的發展趨勢。

學習「體育康復學」首先要堅持辯證唯物主義的思想、觀點和方法。正確認識人體結構與機能之間的辯證關係。結構與機能二者之間是相互依存、相互制約的。結構決定功能,而功能的運用也會對結構產生影響。例如人體的肩(盂肱)關節,從解剖學結構上看,它是一個懸垂球窩關節,可以圍繞三個方向軸運動;關節囊鬆弛;周圍韌帶薄弱;關節面差大。因此,反映到功能上,它是一個靈活度很大的關節,可以做大範圍的轉肩運動,但是它同時在解剖學結構上存在著關節不夠牢固的弱點。

正確認識機體與外環境的辯證關係。「健康」這一概念的生理學解釋應是人體內外環境的高度平衡與統一,哲學告訴我們世間一切事物的「平衡」「統一」都是相對的,不平衡是絕對的。在體育康復學研究中,我們也要遵循這一客觀規律,積極運用各種科學的方法和手段,不斷利用環境、改善運動環境,同時調動機體的主觀能動性去積極適應外界環境變化和運動負荷對人體的作用,使之進行科學、合理的體育運動,這樣,就可以促進疾病的康復,減輕或減少疾病和損傷帶來的殘疾,發展機體的代償功能。

其次是要學習好體育生物科學的基礎理論知識,如運動生理學、運動解剖學、運動生物化學等,這些學科都是構成體育康復學這一「綜合」學科的基礎。

其三,要堅持理論聯繫實際的良好學風,做到學

以致用，用以致學，不斷向實踐學習。要深入到體育運動實踐中去，要學習體育運動，熟悉體育運動，熱愛體育運動，並身體力行。

體育康復學的學科屬性就是應用學科，學科內容中很多是實踐操作。因此，要密切聯繫實際，加強實際動手能力的培養，除了理論知識外，還必須有感性認識與體會。

本教材共有十章，分別是康復醫學概述、體育康復學概述、運動處方、體育康復功能評價、運動系統傷病的體育康復、心血管系統疾病的體育康復、呼吸系統疾病的體育康復、代謝障礙的體育康復、神經系統疾病的體育康復、新型康復器械在康復醫學中的發展和應用。

參加編寫的院校有首都體育學院、天津體育學院、湖南師範大學體育學院、雲南師範大學體育學院、揚州大學體育學院、河北師範大學體育學院六所體育院校，編寫人員共有 10 名正、副教授，均是在體育院校從事「體育康復」課程教學的骨幹。

在本教材書稿的整理過程中，還得到了首都體育學院運動人體科學碩士研究生魏婷同學、河北師範大學體育學院運動人體科學碩士研究生馬炳存和王繪宇同學、揚州大學體育學院運動人體科學碩士研究生梁丹丹同學以及中日友好醫院康復科、北京體育大學體能測試中心大力協助，在此一併表示感謝。

學科與專業建設是高校可持續發展的動力來源，其中教材建設是最為重要的環節之一。目前，運動人

體科學專業的教材建設工作尚屬未開墾的處女地。此次，我們利用北京市教委運動人體科學學科發展專項建設項目經費，經過體育保健康復系專業建設委員會專家們的分析與討論，確定編寫《臨床醫學概論》《體育康復學》《中醫學概論》和《醫務監督》等13本該專業的主要課程教材，期望能夠由本次教材的編寫，進一步促進該專業的課程建設工作，使整個運動人體科學學科的建設工作再上一層樓。

「路漫漫其修遠兮，吾將上下而求索」。首都體育學院在教育部本科教學水平評估和北京市教委黨建評估雙雙獲優的基礎上，提出注重學科與專業建設，不斷提高質量意識是今後學院發展的必由之路。我們期望由這項工作的完成，能夠為運動人體科學學科的可持續發展增添更多的動力。

目　錄

緒　　言

一、康　復

　　康復是指綜合地、協調地應用醫學的、教育的、社會的、職業的各種方法，使患病者和傷、殘者（包括先天性殘疾者）已經喪失的功能盡快地、最大可能地得到恢復和重建，使他們在體格上、精神上、社會上和經濟上的能力得到盡可能的恢復，使他們重新走向生活，重新走向工作，重新走向社會（WHO）。

　　康復不僅針對疾病而且著眼於整個人，從生理上、心理上、社會上及經濟能力進行全面康復，它包括醫學康復（利用醫學手段促進康復）、教育康復（透過特殊教育和培訓促進康復）、職業康復（恢復就業能力取得就業機會）及社會康復（在社會層次上採取與社會生活有關的措施，促使殘疾人能重返社會），其最終目標是提高殘疾人的生活素質，恢復其獨立生活、學習和工作的能力，使殘疾人能在家庭和社會中過有意義的生活。為達到全面康復，康復手段不僅涉及醫學科學技術，而且涉及社會學、心理學、工程學等方面的技術和方法。

　　康復包括康復評定和康復治療兩大部分。

(一)康復評定

（1）運動功能評定——徒手肌力檢查（MMT）、關節活動度（ROM）檢查、步態分析（GA）、日常生活能力測定（ADL）等。

（2）神經—肌肉功能評定——肌電圖檢查法（EMC）、誘發電位（EP）。

（3）心肺功能及體能測定。

（4）心理評定——心理、行為及認知能力等檢測。

（5）語言交流測定。

（6）職業評定——測定殘疾人的作業水平和適應職業的潛在性。

（7）社會生活能力測定——人際交往能力、適應能力、個人社會角色的實現。

(二)康復治療

（1）物理療法（PT）：包括物理治療、體育療法、運動療法。

（2）作業療法（OT）：包括功能訓練、心理治療、職業訓練及日常生活訓練方面的作業療法，目的使患者能適應個人生活、家庭生活及社會生活的環境。

（3）語言治療：對失語、構音障礙及聽覺障礙的患者進行的訓練。

（4）心理治療：對心理、精神、情緒和行為有異常的患者進行個別或集體心理調整或治療。

二、體育康復

體育康復是康復醫學的重要組成部分，也是康復醫學的主要治療手段。體育康復的歷史可以追溯至公元前幾百年，如在古希臘、古埃及等出土的文物中均發現了使用運動的手段治療疾病的證據。

在中國，早在春秋戰國時代就有運動養生的理論，最為著名的是漢朝時期的華佗編制的「五禽戲」，它是中國古代運動康復的典範之作。中國古代的許多運動手段，即我們通常所說的中國民族傳統體育，其中有相當多的內容是用來治療各種疾病的。

體育康復是康復醫學的重要手段之一，自世界衛生組織提出「應該提倡主動訓練技術和身體體質訓練」以來，不論在國外還是在中國，體育康復都受到了應有的重視。體育康復與其他醫療方法比較，其特點是：

(一)體育康復是一種功能療法

體育康復可以幫助患者發展循環系統、呼吸系統和關節肌肉活動的能力。由運動鍛鍊，使已經衰退的功能得到恢復，使有缺陷的器官功能在一定程度上得到補償。透過運動來恢復和提高功能，這是藥物治療所不能代替的。

(二)體育康復是一種主動療法

進行體育康復要求患者主動參加治療過程，透過鍛鍊自我治療疾病，這樣就有利於調動患者治病的積極性，促進身體恢復。

(三)體育康復是一種全身療法

體育康復除了對局部器官能起到鍛鍊作用外，由對神經反射和神經機制的調節可改善全身機能，增強體質，提高抵抗能力。

(四)體育康復是一種自然療法

體育康復是利用人類固有的自然運動作為治療手段，因此，不受時間、地點、設備等條件的限制。正確進行活動時，也不會產生副作用。

三、體育康復學與運動人體科學專業的關係

體育康復學是體育科學與康復醫學相結合的應用性交叉學科，它研究體育運動對身心功能障礙者康復的作用機理、基本原則、常用方法、適用範圍及組織措施等一系列的問題。它既屬於體育科學的範疇，也是醫學科學的一個重要分支。

體育康復學是運動人體科學專業的一門主要專業課程，它的主要教學任務是：在教學過程中認真貫徹教書育人方針，融素質教育與知識傳授為一體，使學生成為德、智、體全面發展的跨世紀的體育康復專門人才；由教學使學生了解康復醫學的基本理論知識和發展趨勢；系統掌握體育康復學的基本理論和基本知識，培養他們體育康復的基本技能及運用運動處方、指導人們科學健身、預防和治療傷病殘的實際工作能力。

第一章

康復醫學概述

第一節　基本概念

一、康復醫學的基本含義

康復醫學是一門誕生於 20 世紀 40 年代的新興學科，是醫學與殘疾學、心理學、社會學、工程學等相互交叉滲透形成的邊緣學科。

它的任務是研究對殘疾和功能障礙的預防、診斷評估、治療處理的理論和技術，以便使殘疾人和傷病員能盡量恢復或取得生理上、心理上、職業上和社會生活上的功能或能力，改善其生活質量，促進其融入社會。

康復醫學是一門新興的跨科性學科，它的服務對象主要是殘疾人，以及有各種功能障礙進而影響正常生活、學習和工作的老年病、慢性病患者。中國有 6000 萬殘疾人，約佔總人口的 5%。同時，中國人口老齡化進程正在加快，截至 1999 年 10 月 1 日止，中國 60 歲以上老年人口已達 1.26 億，並以年均 3% 的速度增長。衛生部多次組團訪問歐洲和美國、日本等國家，了解康復醫學的進展情況和立法、管

理工作的經驗，同時，派遣訪問學者實地考察。這些措施為中國開展康復醫學工作做了學術思想上和專業人才上的準備。

1982 年初，衛生部提出選擇若干療養院、綜合醫院試辦康復醫療機構，由試點摸索經驗，逐步推廣，從此，中國康復醫學工作開始起步。此後，國務院和有關部委的領導對康復醫學曾多次作出指示，並且陸續制定頒布了有關法規和規劃，以促進康復醫學事業的發展。

1984 年 1 月，衛生部領導在全國衛生廳局長會議上指出：中國現代康復醫學最近兩年開始有了進展，各級衛生部門要重視和支持這項工作，使它得到進一步的發展。1987 年 1 月，衛生部領導又在全國衛生廳局長會議上指出：在建設具有中國特色的社會主義衛生事業的過程中，康復醫學應當和預防、醫療、保健等協調發展。

1990 年 2 月，衛生部領導再次指出：衛生工作已經有可能而且應該把保健、預防、醫療和康復緊密結合起來，為保障人民的健康及其生活能力和勞動能力服務。特別應當提出，近十餘年來，中國在宣傳康復醫學知識，培養康復醫學人才，探索建立康復醫療機構，進行社區康復試點，創辦康復醫學學術團體，開展康復醫學、康復工程學研究和國內外學術交流等方面，都取得了一定的成就，初步積累了一些經驗。

二、康復醫學的現實意義

康復醫學的興起反映了現代人類對醫療保健需求的改變，同時也是技術進步的結果。

　　首先是社會上需要康復的殘疾人口增多，這是由於許多急性傳染病已被控制，慢性病和其他致殘性疾病相對增多；頻繁發生的交通事故和其他意外傷害又造成了許多殘疾者；老年人口比例的增加導致老年病致殘者增多；客觀上的需要促進了康復醫學的興起和發展。

　　此外，由於現代神經生理學、行為醫學、醫學生物工程學的進步，用於功能檢查和康復的新儀器、新方法不斷湧現，有力地促進了康復醫學的發展。

　　世界衛生組織（WHO）把康復與保健、預防、治療並列，作為人類醫療衛生事業體系中不可缺少的一個組成部分。基於現代醫學新模式和健康新概念的康復醫學，它的興起被視為對常規的臨床醫學和保健醫學的一次重大革新和突破。

第二節　康復醫療機構

一、中國的康復醫療機構

　　殘疾人和老年病、慢性病功能障礙者與一般患者的情況不同，為他們服務的康復醫療組織形式、人員配備、器械設施等方面亦有差異。目前，中國已有獨立的康復中心和綜合醫院、療養院中設立的康復醫學科。獨立的康復中心多數以專科為主，也有綜合性的，如在北京的中國康復研究中心。綜合醫院設立康復醫學科便於臨床各科互相配合，可以充分發揮院內人才和設備的作用，又有利於早期施行康復醫療，既可提高療效，又可預防繼發性殘疾的發

生。因此,這是一種常見的組織形式。

衛生部 1989 年 12 月頒布的《綜合醫院分級管理標準》,把設置康復醫學科作為一項內容,並對不同級別的綜合醫院提出了不同的要求。現在,不少的省、自治區、直轄市級的綜合醫院和高等醫學院校(含中醫學院)附屬醫院都設置了康復醫學科。

1997 年 1 月 15 日,中共中央、國務院作出了《關於衛生改革與發展的決定》,提出要「積極發展社區衛生服務」。衛生部和各地衛生部門積極採取措施,落實黨中央、國務院的指示,現在正在逐步形成城市大中型醫院與融預防、保健、醫療、康復和計劃生育工作等於一體的社區衛生服務相結合的網絡。這樣,既便於開展預防工作,也為便利群眾就近就醫和康復提供了條件,同時可以減輕各方面的經濟負擔,因而受到了群眾的歡迎。

在療養院,有的根據現有條件設立了康復醫學科,在城郊或交通便利的療養院,有的採用一個機構掛兩個牌子的方式。但是,各個療養院的情況不同,並不要求所有療養院都辦康復。

中國康復醫療機構的人員構成,一般既有西醫醫師、護士和康復醫療技術人員,又有中醫的有關人員。中西醫團結合作,這體現了中國康復醫療的一個特色。

中國綜合醫院以及療養院的康復醫學科,有的設有病床,有的則只設門診,並配合院內其他臨床各科,為住院患者施行康復醫療。

是否設置病床,要依據客觀需要和條件而定。但是,即使未設病床,康復醫療人員也應當主動地深入有關臨床

各科，配合臨床醫護人員為住院患者提供康復服務，這不僅有利於早期康復，有利於預防繼發性殘疾的發生，也有利於康復醫療人員積累經驗和科研資料，在實踐中不斷提高業務水平，更好地為康復醫療對象服務。

殘疾人和老年人以及慢性病功能障礙者，不少是行動不便，甚至生活難以自理，有的裝配了假肢或支具，有的則需要乘坐輪椅等。為此，在新建、擴建、改建醫院建築時，應當重視康復醫療對象的特殊需要，通常稱為「無障礙設施」，有的稱為「無障礙環境設計」。發達國家和中國香港地區等陸續制定了相關的法規，康復國際（RI）也提出《康復設施的最低標準》。

中國康復醫學事業起步較晚，由於對有些問題認識不夠清楚，比如關於康復醫學與其他臨床各學科、理療學、療養醫學的聯繫和區別；同時，受缺少專業人才和經濟發展水平等因素的制約，已經設立的康復醫療機構，其中許多還不夠完備，有待於整頓、充實、提高。有鑒於此，兩部一會（衛生部、民政部、中國殘疾人聯合會）頒布的《康復醫學事業「八五」規劃要點》就設立康復醫療機構問題，作出了兩個方面的規定：

第一，「康復醫療機構的建設，既要按康復醫學的特點，又要緊密結合中國國情。康復醫療機構的內部結構，側重點應當放在康復評價、運動治療、作業治療、言語治療、心理治療等方面的建設。康復工程學已經滲透到康復評價與治療的各個方面，成為改善與提高殘疾者獨立生活和工作能力的有力手段，各有關部門應密切合作，協調發展康復工程學。康復醫學課程也應當有康復工程學的內

容，同時，要注意培養康復工程的骨幹。中醫藥學是一個偉大的寶庫，在建設康復醫療機構和在進行康復醫療時，都必須充分發揮傳統醫學這個優勢，將現代康復技術與中國傳統康復技術相結合」。

第二，設立康復醫療機構，要按照政府頒布的《醫療機構管理條例》《綜合醫院分級管理標準》的有關規定，進行登記註冊和認可，名實不符合者，不得稱為康復醫療機構；對不具備條件者，不予註冊認可。新設康復醫療機構都要申請評審，經認可才能開業。要防止把綜合醫院中理療科簡單地換個牌子，改為康復醫學科的做法；已經改了的，應當認真做好轉變觀念、更新知識和設置康復醫學的重要專業等項工作（如設置運動治療、作業治療、言語治療、矯形支具、心理治療、中醫康復醫療等專業）。不要用傳統理療代替康復醫療。

二、發展社區康復

《殘疾人保障法》規定：「各級人民政府和有關部門，應當組織和指導城鄉社區服務網、醫療預防保健網、殘疾人組織、殘疾人家庭和其他社會力量，開展社區康復工作。」為貫徹上述規定，衛生部門側重於提供經濟、有效的醫療康復服務，諸如：宣傳康復醫學的基本知識，尤其是預防殘疾發生和發展的常識；結合初級衛生保健，開展殘疾預防工作；按照實用、易行、受益廣的原則，研究、開發、推廣適宜技術，為殘疾人提供用得起、用得上的康復服務；訓練鄉村醫生、社區志願服務人員和康復員；參與本社區的殘疾人情況研究，等等。同時，配合有

關部門的教育康復、職業康復、社會康復，使全面康復在基層的層次上得以實現。

1986 年，衛生部委托山東、吉林、廣東、內蒙古 4 個省、自治區進行社區康復試點工作。1989 年 9 月，衛生部與世界銀行合作，浙江、陝西、江西 3 省實施綜合性區域衛生規劃，也包括有康復項目。衛生部還多次舉辦社區康復培訓班。1989 年 7 月編輯出版了《社區康復教材》，並組織「實用康復醫師」培訓班的畢業生開展巡迴教學活動，為各省、自治區、直轄市培養社區康復人才。

為加快發展全科醫學教育，建設一支高素質的社區衛生服務隊伍，衛生部又於 2000 年 1 月底，印發了《關於發展全科醫學教育的意見》。同時下發了《全科醫師規範化培訓大綱》，對康復醫學（包括總論、康復評定、康復治療）培訓內容和重點都提出了具體要求。

第三節　康復醫學在中國的發展、現狀及發展趨勢

一、康復醫學在中國的發展歷史

據世界衛生組織預測，到 2020 年，預計中國老年人口將達到 2.5 億以上；有關資料還表明，老年患者中約有 50%需要康復醫學服務。此外，由於疾病譜的變化，慢性病的問題將更加突出，需要進行康復醫療的慢性病所致功能障礙者為數也不少。為適應客觀形勢的需要，中國自 20 世紀 80 年代初引進了現代康復醫學，並同中國傳統康復醫

學相結合。

1990 年 12 月 28 日第七屆全國人民代表大會常務委員會第十七次會議通過了《中華人民共和國殘疾人保障法》，並且決定自 1991 年 5 月 15 日起施行。這部法律的第二章「康復」，對於培養康復醫學專業人才、設置康復醫學醫療機構及其網絡等，都作了明確的規定，如「國家有計劃地在綜合醫院設立康復醫學科（室），舉辦必要的專門康復機構，開展康復工作」，「國家在醫學院校開設康復醫學課程，有計劃地在醫學院校和其他有關院校設置康復專業、培養康復專業人員；採取多種形式對從事康復工作的人員進行技術培訓」等。

為了貫徹執行《殘疾人保障法》，衛生部、民政部、中國殘疾人聯合會（以下簡稱「兩部一會」）共同制定並於 1991 年 7 月 31 日頒發了《康復醫學事業「八五」規劃要點》，並且先後採取了一系列的具體措施，以推動康復醫學事業的發展。

中國於 1984 年出版了第一本《康復醫學》專著，1986 年 2 月，創辦了《中國康復醫學雜誌》，隨後又相繼出版了《中國脊柱脊髓雜誌》《中國心血管康復醫學雜誌》等。中國目前最大一套共有 93 個分卷的《中國醫學百科全書》，也於 1988 年初出版了《康復醫學》分卷。1988 年 10 月出版的《中國傳統康復醫學》，較為系統地反映了中國傳統康復醫學的理論和長期積累的經驗，這也是發揚中醫藥學優勢的一個措施。1990 年 9 月，衛生部、民政部、中國殘疾人聯合會共同組織編寫了大型綜合性康復醫學高級參考書《中國康復醫學》。該書榮獲 1991 年頒發的第五

屆中國圖書獎二等獎。

衛生部於 1983 年 4 月批准成立中國康復醫學研究會，1987 年經中國科協並報國家科委批准，該研究會更名為中國康復醫學會。中國康復醫學會設有康復醫學教育、中醫與中西醫結合、康復工程、老年病康復、心血管病康復、腦血管病康復等 18 個二級專業學會；已經有 26 個省、自治區、直轄市建立了分會。

1982 年 6 月，廣州中山醫學院（現為中山醫科大學）率先設了了康復醫學教研室。隨後，南京、上海、武漢、北京等地高等醫學院校也相繼成立了康復醫學教研室。1983 年 11 月，衛生部確定中山醫學院（現為中山醫科大學）、南京醫學院（現為南京醫科大學）為康復醫學進修教育基地（90 年代初，又增加了河北省人民醫院康復中心等幾處）。

1984 年 8 月，衛生部致函高等醫學院校，建議增設康復醫學課程，到 1992 年底，就已經有三十餘所高等醫學院校開設本課程（40 學時左右）。增設康復醫學課程，目的是向醫學生普及康復醫學知識，開闊視野，也有利於臨床醫療中與康復醫學科互相配合。目前，少數醫學院校試辦了本科和大專的康復治療師專業。

北京、廣州、南京、上海、武漢、重慶、河北等高等醫學院校還招收了康復醫學專業研究生。上海、湖北舉辦了 3 年制的康復治療士班。所謂康復治療士（師），是一專多能、掌握多種康復治療技術（諸如體療理療、作業治療、針灸、推拿）、較適合發展中國家國情的一種康復治療專業人員。

關於在職醫務人員的培訓，1983 年 11 月，衛生部同世界衛生組織合作，首次在河北省人民醫院舉辦了康復醫學培訓班；1989 年 8 月起，香港復康會（世界衛生組織康復合作中心）與衛生部合作在同濟醫科大學舉辦了一年制的實用康復醫師培訓班，每年招生 50 名，至 1996 年止已經培訓了 315 名學員；1991 年 9 月，又在安徽醫科大學開辦康復治療培訓班。1985 年，中山醫學院受衛生部委托，舉辦了康復醫學師資班。此後，中央有關部門和地方陸續舉辦了對象、內容、時間和規模不同的康復醫學培訓班。

為落實《康復醫學事業「八五」規劃要點》，探討和推動康復醫學教育向規範化、制度化的方向發展，衛生部醫政司、教育司、中國康復醫學會於 1992 年 3 月在北京召開康復醫學教育研討會。1992 年 8 月，醫政司下發了《康復醫學教育方案》，其中包括康復醫師、康復治療士（師）、物理治療師（士）、作業治療師（士）的培養方案和教學計劃。以上各項教學計劃，都安排有中國傳統康復醫學的課程。

國內目前還有十餘所體育院校開辦了體育保健康復專業（現更名為運動人體科學專業），並誕生了中國第一批具有大學本科學歷的康復治療師。

康復醫學在各省市也得到了迅速地發展。例如在北京地區調查的 21 所醫院（三級甲 14、三級及格 7）中，稱為康復醫學科、康復醫學中心、物理醫學康復科者 9 所，稱為脊髓康復科者 1 所，以上共 10 所（47.6%）；稱為理療科者 9 所、物理醫學科者 1 所、針灸理療科者 1 所。北京地區三級綜合醫院康復醫學科的建設已取得一定進展，目

前已有 7 所醫院（33.3%）基本上或較好地達到了衛生部頒發的《綜合醫院康復醫學科管理規範》的要求。

上海綜合醫院康復醫學科醫務人員共 124 人，技術職稱分布為：高級 20 人，中級 34 人，初級以下 70 人。接受培訓情況：系統康復專業培訓 5 人；短期培訓 26 人（1 年以下）。

深圳市有 8 所醫院設有康復科，各機構已開展的治療項目有康復評估 7 個、運動療法 9 個、作業治療 7 個、理療 30 個、傳統療法 20 個、精神治療 1 個、心理治療 2 個。

二、中國康復治療的簡況

在國際「腦研究十年」的背景下，中國神經康復治療的基礎研究和新技術得到了進一步的發展，1999 年全國康復治療學術會議中神經康復治療的稿件達 94 篇。在實驗研究方面有關於康復訓練對大鼠腦梗塞神經功能恢復的影響的報告，該研究運用模擬康復訓練的方法對大鼠腦梗塞模型做實驗性治療，並評估觀察其恢復狀況，結果表明康復功能訓練可以促進大鼠腦梗塞的神經功能恢復。該報告用基礎實驗依據論證了康復訓練的有效性。

低功率半導體雷射照射對大鼠神經損傷後功能恢復和 He-Ne（氦氖）雷射照射對大鼠神經損傷後脊髓 GAP-43（神經生長相關蛋白 -43）表達影響的研究，則從基因水平證實了雷射照射可引起損傷神經 GAP-43 表達的變化，有促進完成神經再生的作用，為臨床應用該技術提供了實驗基礎。腦中風的康復治療在中國開展最早也最廣泛，大

量的觀察和研究表明，中國的中風康復已具有一定的水平。

重型腦出血 CT（計算機體層成像）定向錐顱碎吸溶解引流術及術後早期康復治療的報告表明，急性腦出血康復醫療高層次技術處理和早期階段康復治療干預可以明顯改善存活患者的預後，降低殘障程度，這種康復醫療新思路和干預時間使我們對腦出血的康復有了更新的認識。

神經康復的其他方面如顱腦損傷的康復治療近年來進展很快，本次會議報告涉及的內容從重症腦外傷及植物狀態的治療，到腦外傷的高壓氧療分析和術後功能障礙針灸療法。而脊髓損傷、阿茲罕默症、腦炎、小腦損傷、格林——巴利綜合徵、周圍神經損傷等疾病康復治療和評估的文章也進一步充實和豐富了中國神經康復的園地。

在康復臨床（特別是門診）中，頸肩腰腿痛患者佔很大的比例，因此，在交流中這類患者的非手術療法觀察報告比較多，也較為廣泛，中西醫結合是其特色。引人注目的是有關研究在逐步深入，上海醫科大學楊建偉的腰椎間盤突出症患者的體質分析的研究從達爾文進化論醫學的角度出發，認為該病種是人類本身的機械結構在進化過程中遺留的缺陷所造成，並以此出發對患者進行了多項體質指標測量，與正常人群對比以求得差異之所在，並闡述了該病種的三級康復預防策略。而紅外線像圖（TVS）的應用和手法治療的生物力學分析等文章從不同方面討論了腰椎間盤突出的評定和治療問題。

在頸椎病方面，段俊峰的實驗及臨床報告闡述了手法治療頸椎病與頸性心律失常的作用機理和效果；楊哲等從

臨床出發，嚴格分型，綜合解決頸椎問題致頭痛的診斷和治療。王楚懷等針對顱腦外傷後的頸椎問題進行觀察和處理，取得較好療效並認為手法復位及頸牽是適合的治療方法。但值得指出的是有關脊柱相關疾病的研究力度遠遠達不到臨床的需求，今後應大力加強。

三、康復醫學未來的發展趨勢

(一)新世紀的機遇和挑戰

展望新的世紀，全球康復醫學的發展將出現以下趨勢。

（1）社會人口老齡化促使老年康復學，尤其老年神經康復學（geriatric neuroreha bilitation）將成為康復醫學研究的重點。

（2）社會經濟知識化加快了信息康復（information——based rehabilitation）時代的到來。

（3）社會服務社區化給社區康復的發展帶來了新的動力和機遇。跨入 21 世紀後，在中國，社區康復將真正成為康復醫療工作的基礎。

(二)康復醫學在中國發展和應用的前景

積極培養人才乃是發展這門新興學科的關鍵，沒有從事此項專業的各種人才，即使有了一些康復醫療機構，也將是有名無實難以鞏固。衛生部領導們一再強調，創立中國的康復醫學事業，「當前的首要問題是積極培養人才」。康復醫療工作需要集中多個學科的專業人員，不僅

要有經過訓練的合格的康復醫師，對於物理治療、作業治療、語言治療、康復工程、心理治療、康復護理、社區康復等專業人員的培養，都需要統籌兼顧，不可偏廢。康復醫學教育的實施，宜採取醫學院校設置康復醫學課程或專業與舉辦在職醫務人員短期培訓相結合、普及與提高相結合的原則，多層次、多管道、多形式辦學。

當今，科學技術飛速發展，康復醫學的新技術、新方法和新器械不斷湧現；在實踐中，一些新的康復醫學學術觀點也將應運而生。在進行康復醫學教育和康復醫療中，需要密切關注新的動態，博採眾長，借以豐富這門學科。

隨著中國現代化建設的進展，康復醫學將為提高人的素質，促進人的全面發展，改善人民的生活質量作出貢獻。更具體地說，康復醫學在以下領域發揮其積極作用。

1. 促進殘疾者的全面康復

由於信息康復的發展、社區服務的加強，以及康復醫療技術和康復工程的進步，可以由社區康復把康復技術和康復服務普及到城鄉基層，增進殘疾和傷病弱者的功能，促進全面康復，改善生活質量。

2. 促進中老年人延年益壽

由於老年康復學的發展，康復醫學將日益增多地用於老年保健和康復，有助於中老年人延年益壽。

3. 促進全民保健

康復醫學將參與全民保健。它與有關學科相互滲透，

用它特有的關於整體功能的理論和功能評估與訓練的方法，形成新的康復保健學科，如康復運動保健學、職業康復醫學（occupational rehabilitation medicine）等，有助於指導和支持全民保健。

4. 促進殘疾預防

康復治療本身是對殘疾的二級、三級預防，以保存功能、挽救功能、恢復和發展功能為目標的康復醫學，將充分體現其預防性的內涵，發揮殘疾預防的作用。預防性康復學（preventive rehabilitation）將有長足的發展。1998 年出版的《中國殘疾預防學》（華夏出版社）體現了中國預防醫學、康復醫學、臨床醫學三個領域的專業工作者聯手作戰征服殘疾的決心。

四、康復醫學與臨床醫學的關係

(一)臨床醫學與康復醫學的區別

臨床醫學是以疾病為主體，以治癒為主，以人的生存為主，醫生搶救和治療疾病。

康復醫學是以患者為主體，以恢復功能為主，以人的生存質量為主，使有障礙存在的患者最大限度地恢復功能，回到社會中去。

醫生制定治療方案時採用協作組的工作方法，即以患者為中心，以康復醫師為主，集體討論決定。患者是主動者，允許了解自己的病情及功能狀態，可以提出自己的要求，醫生起一個教師及促進者的作用。

(二)臨床醫學與康復醫學的聯繫

臨床醫學的迅速發展促進了康復醫學的發展，並為康復治療提供良好的基礎及可能性。由於臨床醫學的迅速發展，外科醫師對眾多的重症損傷進行成功搶救，內科醫師也搶救了大量瀕於死亡的患者，造成慢性患者、殘疾人、老年患者增多，因此他們軀體的、心理的、社會的及職業的康復需求增加，促使了康復醫學的發展。

另外，由於顯微外科、影像診斷學及急救學的迅速發展，使許多外傷、急性病得到及時診斷和恰當治療，這就為後期康復提供了可能性。

康復醫療貫穿在臨床治療的整個過程，使臨床醫學更加完善：

① 利用臨床手段矯治和預防殘疾，如小兒麻痺後遺症矯治術。

② 把康復護理列為臨床常規護理內容之一，以利於患者身心功能障礙的防治。

③ 從臨床處理早期就引入康復治療，康復醫師及治療師參與臨床治療計劃的判定的實施。

第二章

體育康復學概述

第一節　基本概念

　　康復醫學是一門新興的學科，是 20 世紀中期出現的一個新的概念。它是一門以消除和減輕人的功能障礙，彌補和重建人的功能缺失，設法改善和提高人的各方面功能的醫學學科，也就是功能障礙的預防、診斷、評估、治療、訓練和處理的醫學學科。體育康復是現代康復醫學的重要內容和手段。

一、康復的概念

　　康復一詞來自英語「Rehabilitation」，原意為「恢復到原來的狀態」，如使殘疾者恢復正常生活。「Rehabilitation」一詞又源於「Habilitaion」，原意為「給予」。對於先天殘疾者來說，康復的目的是幫助得到某些功能，可解釋為「致能」或「致用」。

　　世界衛生組織醫療康復專家委員會（WHO expert committee on medical rehabilitation）在 1961 年對康復提出的定義為「康復是指綜合地和協調地應用醫學、社會、教育和

職業措施，對患者進行訓練或再訓練，使其活動能力達到盡可能高的水平」。1981 年又作修改為「採取一切措施，減輕殘疾和因殘疾帶來的後果，提高其才智和功能，以使他們能重新回到社會中去」。

二、體育康復的概念

體育康復是根據傷病的特點，採取體育運動的手段或機體功能練習的方法，以達到傷病的預防、治療及康復的目的。

體育康復不同於一般的體育運動，體育運動是健康人為了增強體質和提高運動技能所從事的體育鍛鍊。體育康復必須根據疾病的特點和患者的體質情況，選用相應的運動方法，安排適宜的運動量來治療疾病和創傷。在各種疾病經急性階段後進入康復期後，體育康復是縮短康復期，盡快恢復機體正常功能的行之有效的方法和手段。

早在原始社會，人們在同大自然斗爭的過程中，就逐漸積累了用體育手段防治疾病的經驗，現代體育發展迅猛，體育康復不下數百種，但按其目的和任務來分，可分成健身類療法、健美類療法、娛樂類療法和競技類療法。其中，健身類療法的目的是為了健身、康復和治療疾病。而醫療體操歷來是體育康復的重要內容。

第二節　體育康復的生理作用

體育康復的各項運動必然會引起機體各器官、系統相應的生理反應，各種不同的專門練習對創傷和病變局部起

著相應的治療作用。

一、提高中樞神經系統的調節機能

中樞神經系統對全身各器官功能起到調節作用。對中樞神經系統來說，又需要不斷接受周圍各器官的刺激來保持自身的緊張度和興奮性，從而維護正常的機能。當人體患病或受傷後被迫採取靜養或長期臥床休息時，由於缺乏運動，使運動器官及其他感受器傳到大腦皮質的興奮性明顯減低，因而減弱了對全身器官系統的調節，造成機體內部以及機體與外界環境的平衡失調。

針對這種情況，醫療體育透過適當的運動，能加強本體感受刺激，由傳入神經來提高中樞神經系統的興奮性，改善大腦皮質和神經體液的調節功能。由於神經系統調節功能得到改善，機體對外界環境的適應能力和對致病因素的抵抗力增加，從而提高了防病能力。

二、改善血液循環和新陳代謝

受傷和患病時，疾病會影響某些內臟器官功能，加上缺乏運動，整個身體機能活動處於很低水平，特別是血液循環和新陳代謝功能變得很差，不利於疾病痊癒和康復。體療鍛鍊能經由神經反射和神經體液調節，來改善全身血液循環和呼吸功能，改善新陳代謝和組織器官的營養過程，使整體的功能活動水平提高，從而有利於疾病痊癒和康復。

對於損傷局部，由於肌肉的活動能改善血液、淋巴循環及加強組織的營養代謝過程，因而能加速炎症產物的吸

收和損傷局部淤血的消散，促進組織再生和修復的過程。

曾經有人在動物實驗中觀察到：受傷的肌肉經過早期運動後，肌肉的缺損部分完全由肌肉組織填充而癒合，並且恢復了肌肉的彈性功能。另一些沒有運動的肌肉受傷後則由疤痕組織代替，而肌肉功能減弱。另一個韌帶切斷實驗證明，雖然損傷的韌帶都可以癒合，但是，運動的韌帶細胞及膠原纖維排列有規律，似正常韌帶結構，而不動的則細胞及膠原纖維排列零亂。

在骨折病變的臨床觀察中可以看到，早期採用體育康復的患者，骨痂形成的時間比不進行鍛鍊者縮短了三分之一，而且骨痂生長良好，新生骨痂很快就具有了正常骨組織的功能。

三、維持和恢復機體的正常功能

體育康復的作用表現在可以促進機體功能的正常化，在患者機體或某一系統出現障礙時，透過專門的功能運動練習，能促使其功能恢復正常。例如：因骨折固定後引起的肢體功能喪失，進行體育康復，可使局部血管擴張，血流加快，提高酶的活性，使肌纖維增粗，改善軟骨組織營養，並可牽伸攣縮粘連組織，從而使肢體功能恢復。

又如，大腦損傷或病變引起肢體麻痺時，可以由被動運動或利用某些本體反射來恢復肢體的運動功能。此外，運動練習還能維持原有的運動性條件反射，消除或抑制病理性反射，因此有助於功能的恢復。

四、發展身體代償功能，增強機體免疫防衛系統

損傷或疾病可使身體某些器官功能發生嚴重損害，甚至完全喪失，但依靠代償作用，機體能使這些受損器官的功能盡量恢復。

體育康復對發展身體的代償功能有很大的作用。例如，肺切除術後的患者，進行專門的呼吸鍛鍊可使呼吸肌和剩餘肺葉以及健側肺組織充分發揮作用來補償被切除肺葉的呼吸功能。又如斷肢移植患者，經過反覆的專門運動訓練，可以使斷肢功能形成新的運動技巧。

第三節　體育康復的基本方法

體育康復的方法和手段很多，主要有醫療體操、醫療運動、中國傳統體育療法和運動療法等。

一、醫療體操

(一)醫療體操的概念

醫療體操是根據傷病情況，為達到預防、治療及康復目的而專門編排的體操運動及功能練習。它對損傷、手術後、癱瘓患者運動器官的功能恢復具有良好的作用，也可以用於某些內科疾病的防治。

(二)醫療體操的特點

1. 選擇性強

由於醫療體操是按照傷病情況編排的體操動作及功能練習，故可根據各種傷病的性質和病情有針對地選擇運動內容，使其作用到全身，也可作用在局部關節、肌肉。它的準備姿勢、活動部位、運動幅度、運動速度、動作的複雜性及肌肉收縮程度等，都可以根據需要來選擇，並能針對傷病個別對待。

2. 容易控制和掌握運動量

醫療體操根據傷病的情況，選擇不同的運動量、動作幅度、持續時間、重複次數等，準確地控制著運動量，使患者恢復更快。

3. 發展不同的身體素質

根據不同的傷病所編排的醫療體操，可分別達到發展力量、耐力、速度、協調、平衡關節活動的幅度等不同身體素質，適合康復者進行鍛鍊。

4. 提高患者情緒

因為醫療體操動作多樣化，不僅可以根據病情進行編排，還可以根據患者的興趣愛好進行編排。這樣有助於提高患者的情緒，能取得更好的鍛鍊效果。

(三)醫療體操的種類

醫療體操根據運動方式及目的不同,可分為下列幾種:

1. 被動運動

被動運動是依靠外力幫助來完成動作的一種運動。進行活動時應肌肉放鬆,固定其近端關節,遠端肢體由助力幫助,根據病情需要盡量進行關節各方向全幅度的運動,運動一般應在沒有疼痛的範圍內進行。

動作應先緩慢,活動幅度應逐漸加大,嚴禁衝擊或使用突然的暴力活動。它適用於治療多種原因引起的肢體運動功能障礙,能起到解除肌肉痙攣,牽伸攣縮的肌肉和韌帶,恢復或維持關節活動幅度的作用。

2. 助力運動

助力運動是在患者的患肢沒有足夠的力量完成主動運動時,由醫務人員、患者本人的健側肢體或利用器械提供力量來協助患肢進行運動。進行助力運動時,應以患者主動用力為主,助力為輔,互相配合。

助力應與主動用力配合一致。避免以助力代替主動用力,隨著肌肉力量的恢復,逐漸減少助力部分。助力運動適用於創傷後肌肉無力或功能暫時喪失的情況,也可在關節活動存在障礙時用助力來幫助加大關節活動幅度。

3. 主動運動

主動運動是根據患者病情的需要,由患者主動進行單

關節或多關節的、單方向和不同方向的運動，運動的速度和幅度可隨需要進行調整。主動運動又分等張收縮運動、等長收縮運動和等速運動三種類型。

等張收縮運動，即日常體育活動中，引起關節活動的肌肉收縮運動，又稱動力性運動；等長收縮運動，即靜止性肌肉收縮，並無關節活動，又稱靜力性運動，它能有效地增長肌力，特別適用於被固定的肢體進行肌肉力量訓練；等速運動（等動練習），這是一種必須用專門器械進行的有效地發展肌力的練習。

還有一種稱為傳遞神經沖動的練習，是由意念從大腦有節律地向肌肉主動傳遞神經衝動，廣泛應用於偏癱、截肢和周圍神經損傷等喪失功能的肌肉，一般與被動運動配合應用，能有效地促進主動運動的恢復。

但是任何形式的主動運動，都必須注意掌握正確的姿勢和適宜的活動範圍。

4. 抗阻運動

抗阻運動是肢體在主動運動中克服外部給予的阻力完成動作，重點用於發展肌力。阻力可來自他人、自身、健肢或器械，但抗阻運動一般採用負重方式進行，如舉啞鈴、提沙袋、拋實心球、拉彈簧和橡皮筋等方式進行抗阻練習。阻力的大小根據患者的情況而定，隨病情的好轉逐漸調整。抗阻運動廣泛用於各種原因所致的肌肉萎縮。

5. 本體促進法

本體促進法是由刺激本體感受器而促進和加速機體神

經肌肉系統功能恢復的一種方法。它是透過對動作施加阻力以加強肌肉收縮，利用牽張反射、反牽張反射、姿勢反射和利用刺激視覺、觸覺、聽覺等感受器來加強運動的方法，是治療癱瘓患者時用於神經肌肉再訓練的有效方法，特別適用於肌力很弱、主動運動困難者，亦可用於一些骨關節疾病和軟組織損傷的康復治療，以增強肌力和恢復關節活動範圍。

6. 放鬆運動

放鬆運動是一種常用的有節律的柔和而費力少的練習。例如，肢體擺動性練習和主動意識性放鬆練習等。廣泛用於痙攣性麻痺、高血壓、支氣管哮喘等病症。此外，運動結束時也應該做放鬆運動，以利於肌肉疲勞的消除。

7. 矯正運動

矯正運動是一種用來矯正脊柱和胸廓畸形、扁平足及外傷引起的畸形的運動。在有利於矯正畸形的預備姿勢下，進行選擇性增強肌肉的練習，以增強被畸形牽拉而削弱了的肌肉，加強能促進畸形矯正的肌肉群，同時牽伸由於畸形的影響而縮短的肌肉和韌帶。

8. 協調運動

協調運動是一種恢復和加強協調性的運動。它是由簡單到複雜，由單個肢體到多個肢體的聯合協調運動，包括上下肢運動協調、四肢軀幹的運動協調、左右兩側肢體對稱或不對稱的運動協調等。

上肢和手的協調運動應在訓練動作的精確性、反應速度以及動作的節奏性方面進行鍛鍊；下肢的協調運動主要練習正確的步態和上下肢動作的配合、協調等。協調運動主要用於中樞和周圍神經疾病和損傷患者。

9. 平衡運動

平衡運動是一種鍛鍊身體平衡能力的運動。鍛鍊時身體的支持面應由大逐漸到小，身體重心由低逐漸到高，由視覺監督練習逐漸過渡到閉目練習。

平衡運動直接作用於前庭器官，加強其穩定性，可改善身體的平衡功能，常用於神經系統或前庭器官病變而引起的平衡功能失調。

10. 呼吸運動

呼吸運動是改善呼吸功能、促進血液循環、減輕心臟負擔的一種運動。常用的有一般呼吸運動、局部呼吸運動和專門呼吸運動三種。

一般呼吸運動有單純的練習、配合肢體軀幹運動的呼吸等。

局部呼吸是重點作用於某一側或某一部分肺葉的呼吸練習，例如，胸式呼吸主要作用於肺尖和肺上葉，膈式呼吸主要作用於肺底部和肺下葉，配合側彎的呼吸重點作用於一側的肺葉。

專門呼吸運動有延長呼氣和延長吸氣的呼吸練習，在呼氣時可配合發音或用手壓迫胸廓來增加排氣量。

局部呼吸和專門呼吸練習主要用於慢性支氣管炎、肺

氣腫、支氣管哮喘和胸膜炎等呼吸系統疾病和胸腔手術後患者。

11. 器械運動

器械運動是依靠器械進行的主動、助力、抗阻或被動運動。利用器械的重量、槓桿作用、慣性力量和器械的依托來增強肌力，擴大關節運動幅度，發展動作的協調性。應用器械還可以使體操動作多樣化，提高患者鍛鍊的興趣。醫療體操中常用的器械有兩類，一類是自由重物，如沙袋、啞鈴等；另一類是大型力量練習器，如聯合練習器械、牆掛拉力器、功率自行車、跑臺等，常用於病癒後恢復局部力量和體力。

二、醫療運動

(一)醫療運動的概念

醫療運動是指將一般體育手段用於疾病的預防、治療及康復。

(二)醫療運動的特點及應用

常用的體育手段是以有氧訓練為主的耐力性項目，其運動量比一般醫療體操大些，對增強患者體質、發展心肺功能有較大的作用，適用於體力中等的慢性病患者和健康的中老年人。醫療運動是冠心病、高血壓、糖尿病、肥胖病等患者的主要體育康復手段。

(三)醫療運動的分類

1. 走、慢跑、騎車、上下臺階等週期性運動

這類運動由於運動時可達到運動中最大攝氧量的 50%～60%，因此，體內物質代謝主要依靠有氧形式進行，而且這類運動容易控制運動強度及運動量。走和跑由調節其速度、坡度、距離、時間等；騎車由調節阻力大小及蹬車時間；上下臺階以調節臺階高度、上下臺階頻率及持續時間等來控制運動強度及運動量。

鍛鍊時應使強度達到一定水平（一般以最大攝氧量的 40%～70%為安全有效強度的上下限），從而對心肺功能和新陳代謝起著有效的鍛鍊作用。這類運動對增進全身健康、防止過早衰老、防治高血壓、冠心病、糖尿病等慢性疾病以及「運動不足病」都有良好作用。

2. 游泳和划船

這類運動的特點是體力負擔大。從動作結構看，游泳和划船主要是上肢肌肉和肩胛帶的活動，運動時下肢肌肉也參加活動，因此，能加強四肢肌肉力量並改善關節的運動功能。

此外，這兩項運動對呼吸系統也有良好影響，廣泛用於神經衰弱、脂肪代謝障礙和慢性支氣管炎恢復期患者。

3. 球類運動

常用的有羽毛球、乒乓球、高爾夫球、保齡球、槌

球、地擲球以及籃、排球中某些動作（如投籃、傳接球等）均可選用，球類運動是一種全身肌群幾乎都參與活動的綜合性運動項目，能活躍情緒，對神經系統、心血管系統和呼吸系統提出了較高的要求，適合於體力達到一定水平的人。

三、中國傳統體育療法

中國傳統體療手段的內容非常豐富，其共同特點是：要求做到意、氣、身相結合，即意識、呼吸鍛鍊與身體動作、按摩相結合。還要求動靜結合、形意相隨、意氣相依。由於鍛鍊的著重點不同，後人將著重意識、呼吸鍛鍊的方法稱為氣功，或劃歸氣功中的「靜功」，以肢體運動為主的方法如太極拳、八段錦等則劃歸氣功中的「動功」。中國傳統體育療法是用於防治內臟器官系統疾病及中老年人保健的有效方法。

(一)氣功療法

氣功主要是由練「氣」而達到健身治病的一種功夫。氣功療法在中國已有兩千年左右的歷史。自漢代至清代，歷代醫書中均有運用氣功進行康復醫療的記載。

在 20 世紀 50～70 年代，中國氣功以練內氣為主。進入 80 年代後發展為練外氣。目前氣功練習方法很多，在體療中使用較早的是放鬆功、內養功和強壯功三種。

所謂「氣」，主要是指人們所呼吸的空氣和人體內在的「元氣」。那麼練氣，就是指鍛鍊人體內部的「元氣」。這個「元氣」，相當於人體的生理功能、對疾病的

抵抗力、對外界環境的適應力和體內的修復能力。旺盛的「元氣」是維持身體健康、預防疾病的重要因素。氣功就是一種鍛鍊「元氣」，增強體質的功夫。

各種氣功都要求在特定的姿勢下（調身），進行一定形式的呼吸（調息），同時要求思想和全身肌肉放鬆，排除一切雜念，將注意力集中在身體的某一部位（如丹田），稱為「意守」（調心）。

1. 放鬆功

放鬆功以誘導肌肉和精神放鬆為主。也就是靜養「元氣」。以適當的安靜來保養損耗了的「元氣」，使身體抵抗力逐漸增強，使擾亂了的功能逐漸恢復正常。它適用於一般身體虛弱的慢性病、手術後、痙攣性麻痺等，也可作為內養功的準備階段。

練功時採用自然仰臥位（圖 2-1）。排除各種雜念，雙眼輕閉，自然呼吸。呼氣時默念「鬆」，吸氣時默念「靜」，並主動地使全身放鬆。每次練功 20～30 分鐘。一

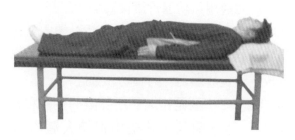

圖 2-1　放鬆功（仰臥式）

週後使呼吸逐漸柔和細長，每次練功時間可適當延長（又稱調息功）。

　　氣功的入靜狀態，就是大腦皮質處於內抑制的狀態。依靠內抑制過程的這種保護，使過度興奮而導致功能紊亂的皮質細胞得到復原，使頑固的病理性興奮灶轉入抑制狀態，為身體的恢復創造有利條件。

2.內養功

　　內養功以調心與調息為主。適用於胃及十二指腸潰瘍、胃下垂、肝炎、頑固性便秘、慢性消化不良、肺氣腫、高血壓病、神經衰弱等。

　　內養功除採用仰臥式外，還可採用側臥式（圖 2-2）或坐式（圖 2-3）。姿勢擺好後，開始用鼻呼吸。吸氣時舌頂上顎，稍停，將舌放下，將氣緩緩呼出。

　　呼吸要求自然、慢、細、勻、長而不要憋氣。呼吸時加默念「內養功」三個字。念「內」字時吸氣。「養」字

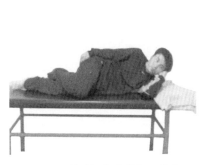 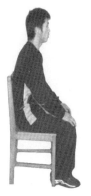

圖 2-2　內養功（側臥式）　　圖 2-3　內養功（坐式）

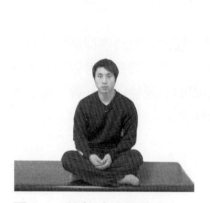 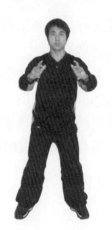

圖2-4　強壯功（盤膝坐）　　圖2-5-強壯功（站式）

時停頓一會兒，念「功」字時呼氣。同時可意守丹田，或意守身體其他部位。

3.強壯功

強壯功以調心與調身為主，適用於神經衰弱、原發性高血壓、冠心病、一般身體衰弱、便秘等。

強壯功做法與內養功類同，除採用上述三種姿勢外，還可採用盤膝坐（圖2-4）或站式（圖2-5）。年老體弱者及肺結核患者可用靜呼吸法，用鼻自然呼吸，要求均勻細緩。神經衰弱、便秘等患者可用深呼吸法，呼吸深長，逐漸做到靜細、深長、均勻。

(二)太極拳

太極拳是中國流傳較廣的傳統健身方法，在治療上有以下特點。

（1）動作柔和、穩定、圓活、緩慢進行，適用於體弱和慢性病患者。

（2）動作複雜、前後連貫，有助於訓練協調性和平衡性。

（3）太極拳的動作涉及全身主要關節和肌群，長期練習可增進關節活動性，增強韌帶的機能。

（4）練太極拳時，用意不用力，所有動作都以意識和想像作引導。練習時全神貫注，使大腦皮質興奮和抑制過程能夠很好集中。

（5）練太極拳時，呼吸要調整得深沉穩定、勻細柔長，呼吸和動作配合一致。用腹式呼吸能活躍腹腔血液循環，促進胃腸蠕動，改善消化功能。

（6）太極拳運動量可大可小，老幼強弱皆可練習。對某些疾病的患者，可以根據病情特點和治療要求，選用其中某些動作或突出某些要領。

太極拳對於治療高血壓病、動脈硬化、潰瘍病、神經衰弱、慢性腰腿痛、肺結核等病症都有較好療效。

(三)五禽戲

五禽戲是後漢名醫華佗參照包括虎、鹿、熊、猿、鳥五種禽獸的動作編成的一套導引術。五禽戲運動量較太極拳大，常用於外傷關節功能障礙、慢性關節疾病、慢性腰痛等。

練習時可針對某些疾病選用其中的某些動作。例如發展腰、髖關節活動可練習虎戲；發展靈敏性可練習猿戲；發展平衡能力選用鳥戲；訓練步行能力練習鹿戲；增強肌

力則練熊戲。

五禽戲流傳至今已衍化成很多派別。可酌情選用。

(四)八段錦

八段錦是中國民間流傳的一套健身防病導引法。因動作少、易學易練、容易推廣，故流傳至今。八段錦由八個動作組成，即「兩手托天理三焦，左右開弓似射雕，調理脾胃單舉手，五勞七傷向後瞧，搖頭擺臀去心火，兩手攀足固腎腰，攢拳怒目增氣力，背後七顛諸病消」。

練習時應做到剛柔結合，意守丹田，呼吸均勻。每段可做兩個八拍，每日 1～2 次。適用於發展肌肉力量，防治不良姿勢和腰背痛。

(五)練功十八法

練功十八法是在中國傳統體療手段和中國醫學推拿術的基礎上，依據頸肩腰腿痛的病因病理，整理成的一套防治頸肩腰腿痛及其他疾病的鍛鍊方法。

它由三套共十八個動作組成，即第一套防治肩頸痛；第二套防治腰背痛；第三套防治臀腿痛的練功法。每套中包括六節動作，每節可做 2～4 個八拍。

練功十八法的特徵是有目的地由各大關節、肌肉群的柔韌性及力量練習，來改善軟組織的血液循環，活躍軟組織代謝和營養過程，以防治軟組織攣縮、粘連、退行性變化和萎縮，提高運動系統的功能。其動作具有針對性強、活動全面、形式多樣、節拍緩慢、動作連貫、簡單易學等特點。

練習時應注意動作正確，要用「內勁」，動作幅度要大，要有得氣感，練功要與呼吸配合。

(六)自然力鍛鍊

自然力鍛鍊是利用日光、空氣和水等自然因素的作用來改善機體調節功能，提高人體對外界環境變化的適應能力，活躍生命過程，增強人體對疾病的抵抗力的方法。常用的有日光浴、空氣浴和水浴。

1. 日光浴

日光是生物賴以維持生命活動的刺激物。按照一定的方法使日光照射在人體上，引起一系列的生理、生化反應。太陽能射出的紫外線、紅外線和可見光線對人體各有不同的作用。

紫外線能刺激中樞神經系統，加強血液、淋巴循環，促進物質代謝，活躍網狀內皮系統功能，提高人體免疫能力。紫外線能使皮膚中的麥角固醇轉變成維生素 D，調節鈣、磷代謝，促進骨骼的正常發育，防止發生佝僂病或骨軟化症。紫外線照射後，使皮膚產生紅斑，皮膚細胞蛋白質分解變性，釋放出的類組織胺物質進入血液後，能刺激造血功能，使紅細胞、白細胞和血小板數量增加，吞噬細胞更加活躍，並使皮膚變黑、色素沉著，增強了皮膚的抵抗力。此外，紫外線具有強大的殺菌能力，是一種良好的天然消毒劑。

紅外線主要是溫暖光線，能透過皮膚達到深層組織，紅外線被身體吸收轉變為熱能，使局部和全身溫度升高，

血管擴張，血液循環加快，心臟搏出量、肺活量增加，呼吸加深，新陳代謝加強。

經常參加日光浴，可提高體溫調節能力和對高溫的耐受力。常用於治療關節疾病、肌肉酸痛、鈣缺乏者等。進行日光浴應循序漸進，先照射身體一部分，再逐漸增大照射範圍，照射時間可從十幾分鐘逐漸增加到 1～2 小時。日常生活、勞動或體育鍛鍊時可順便進行日光浴。

進行日光浴時應選擇在沒有塵埃、乾燥、綠化的環境內，不應在水泥、瀝青地上進行。注意保護頭部和眼睛。根據不同的地區和季節選擇不同的照射時間，一般在上午 9～11 時或下午 3～5 時，夏天可在上午 8～10 時或下午 4～6 時進行。冬季日光中紫外線量為夏季的 1/6，因此冬季照射的時間可適當延長。但是，飯前或飯後 1～1.5 小時內不宜進行日光浴，進行日光浴時要避免被紫外線灼傷。

2. 空氣浴

空氣浴是利用空氣的溫度、濕度、氣流、氣壓、散射的日光和陰離子等物理因素對人體的作用，來提高機體對外界環境的適應能力的一種健身鍛鍊法。

進行空氣浴時，應穿短衣短褲，在戶外或通風良好的室內進行，應從溫暖季節開始，逐漸向寒冷季節過度。

專門的空氣浴前，要做適當的準備活動，並盡可能與體育活動相結合。空氣浴的持續時間應因人而異，一般以不引起寒顫為度。有太陽照射時是進行空氣浴的最好時間，使空氣浴與日光浴結合起來。應遵守循序漸進、個別對待和持之以恆的原則。

3. 冷水浴

冷水浴主要是利用水的溫度、機械和化學作用來鍛鍊身體的方法。由於水的導熱性比空氣大 28 倍，所以，冷水浴對人體的刺激作用較強，對各器官系統功能的影響也更大。

冷水浴能改善中樞神經系統的功能。冷水刺激可提高神經系統的興奮性，減輕或消除大腦皮質的抑制過程。對精神萎靡不振、情緒抑鬱、疲倦及神經衰弱的患者，短時間的冷水浴可以振奮精神、改善情緒、消除疲勞和提高工作效率。冷水浴能改善心血管系統的功能。

進行冷水浴時，心率加強，血流加快，血壓上升。由於冷水的刺激，使皮膚血管急驟收縮，大量血液流向內臟和深部組織，皮膚蒼白並出現寒冷感。不久皮膚血管擴張，體表的血流量增加，皮膚變為淺紅，全身有溫熱感。

冷水浴時間過長，散熱過多，使皮膚毛細血管又收縮，皮膚又變成蒼白並起雞皮疙瘩，可產生反應性寒顫。經過冷水浴鍛鍊，可以提高血管神經的調節功能，增強機體對寒冷刺激的適應能力。

冷水浴鍛鍊可使呼吸加深、胃腸蠕動增強，促進體內新陳代謝，改善皮膚營養，皮下脂肪層增厚，使皮膚清潔、紅潤、富有彈性和皺紋減少。

此外，水的機械作用是指水的壓力、流動對身體起著按摩作用，水中的碳酸鎂、碘、溴鹽、氯化鈉等化學物質刺激皮膚，也能使皮膚血管輕微擴張、充血。

冷水浴的方法有擦浴、沖浴、淋浴、盆浴和游泳。開

始冷水浴鍛鍊時，要從氣候比較溫暖的季節或作用最輕的擦浴開始，逐漸降低水溫或轉入淋浴和盆浴，應全年堅持進行，冷水浴效果最好的是游泳，既起到了冷水浴的作用又達到了鍛鍊的目的。每次冷水浴的持續時間因人因地而異，可以從 3～5 分鐘開始，逐漸延長，水溫越低持續時間就越短，一般在冷水中不超過 15 分鐘。

四、運動療法

運動療法是根據疾病的特點和患者的功能情況，由治療師徒手或借助器械以及患者自身的力量，透過主動或被動的活動使患者局部或整體功能改善，達到預防、治療疾病和功能障礙的方法。

運動療法是康復醫學中主要的和基本的治療措施之一，包括肌力訓練、關節活動度訓練、耐力訓練、平衡訓練、協調性步態訓練、促進中樞神經系統損傷後運動功能恢復的技術、手法治療、牽引技術等，這些治療措施在促進患者康復方面發揮著重要作用。

(一)肌力增強訓練

1. 肌　力

肌力是指骨骼肌收縮時產生的最大的力。根據收縮強度不同，Lovett 徒手檢測法人為地將其劃分為六級，即：0、1、2、3、4 和 5 級。5 級為正常肌力。其他幾級都屬肌力減弱，需進行增強肌力訓練，以改善運動功能。

當肌肉收縮重複一定次數或維持一定時間時會產生疲

勞，利用超量恢復原理可使肌肉纖維增強、肌力增大。肌力有瞬時肌力和較長時間保持的肌力之分，前者稱為肌力，後者稱為肌肉耐力，但二者密切相關。肌力是肌肉耐力的基礎，肌力增強肌耐力也提高。

2. 訓練方法

當肌力在 3 級或以下時，可採用肌肉電刺激、輔助運動、負荷運動、主動運動增強肌力；當肌力在 3 級或以上時，可採用抗阻運動增強肌力。

根據骨骼肌肌絲滑行理論及生理學上肌纖維長度小於張力的關係，在肌纖維稍長於靜息狀態的長度時，肌肉收縮產生的張力最大，肌張力增加最易發展肌肉力量。因此，在肌肉收縮時給予阻力負荷以提高該肌肉的肌張力，是增強肌力的基本訓練方式，即抗阻訓練法。阻力負荷大小要依訓練肌群的現有肌力及具體情況而定。

抗阻訓練方式有以下三種：

（1）等長抗阻訓練

指利用肌肉等長收縮進行的抗阻訓練。肌肉等長收縮是指肌肉收縮時，肌肉長度不變，肌張力明顯升高，肌力顯著提高，但不產生關節活動的運動，等長抗阻訓練又稱靜力練習。

1）適應症：主要適用於關節損傷、疼痛、骨折、手術後制動等情況，可防止廢用性肌萎縮發生，保持和促進肌力恢復，改善運動功能。

2）特點：

① 阻力負荷可以是物品，如牆壁、槓鈴、沙袋或力量

訓練器等。也可以是有力量的其他肌群如右側肱二頭肌可利用左側手臂施加阻力，進行等長抗阻練習，或是他人所施加阻力。

② 肌力的增加取決於運動處方的設計如肌肉收縮次數、持續的時間、每週訓練頻度以及運動強度等。

③ 訓練效果以靜態肌力增加為主，對改善肌肉之間的協調性效果不如其他訓練方式好。

④ 肌力的增加表現為角度特異性，即僅在訓練位置20°範圍內肌力增加明顯，而超過該角度時肌力增加不明顯，因此若要提高全關節範圍內肌力，可進行多角度等長抗阻訓練，若要提高某一功能角度肌力，需仔細設計訓練位置。

3）注意事項：等長抗阻訓練時要自由呼吸，不要憋氣，以免影響心臟功能和血壓，尤其在老年人、體弱或有心臟病者更要注意。

（2）等張抗阻訓練

該種訓練方法是指當肌肉運動時，作用於肌肉上的阻力負荷就不再改變，張力也很少變化，關節產生運動，包括向心性運動和離心性運動，因此，也稱為動態性外阻力訓練法。

1）適應症：任何肌力在3級以上，無運動禁忌症的肌力減弱者。

2）特點：

① 肌力增加的同時，可使肌肉所跨躍關節運動，有利於關節功能活動的實現；

② 訓練效果以等張測試時最明顯，可以改善肌肉的協調性和關節的穩定性；

③ 向心性抗阻訓練或離心性抗阻訓練取決於患者功能的需要，因為這兩種收縮都是人們日常生活中的基本運動方式。阻力負荷一般為器械如沙袋、拉力器、力量訓練器等，也可利用自身體重。

3）注意事項：

① 施加阻力大小要依患者情況而定，不一定完全按照推薦方法進行。如體衰、年老或其他冠心病高危人群訓練負荷要小，少量重複，維持肌力即可。而對體力好，冠心病低危人群以恢復肌力為主者則提倡大負荷少重複原則訓練。以恢復肌肉耐力和關節活動度為主者則使用較小負荷、較多重複的訓練方法。

② 10RM（10RM，即 10 次最大重複量，是指在抗阻訓練中最多僅能充分完成 10 次運動的最大阻力）數值是可變的，當肌力增加後 10RM 就大於肌力較弱時的 10RM。若要進一步增加肌力，可在新的 10RM 基礎上，再設定新的運動強度。運動強度選擇要根據功能需要設定，若以肌肉爆發力量為主，運動強度要較大，重複較少次數；若以肌肉耐力為主，則運動強度稍小，重複次數要增加。

（3）等速抗阻訓練

也稱等動抗阻訓練。該訓練是在專門的等速運動測定訓練儀上進行的。首先將受訓練肢體固定在等速肌力測定訓練儀上，設定機器的角速度。肢體運動的全過程中運動的角速度不變，但遇到的阻力則隨時變化，以使運動肢體肌肉的肌張力保持最佳狀態，從而達到最好的鍛鍊效果。因此，該訓練法也稱為變阻練習。

1）適應症：

① 關節不穩或關節韌帶損傷癒合早期不宜使關節韌帶承受張力時，可用短弧無應力等速練習及早開始肌力訓練，如膝關節屈曲 20°～60°時，對各種韌帶均不產生應力；

② 各種關節活動度受限的肢體肌力增強訓練；

③ 肢體全關節活動範圍內的肌力增強訓練。

2）特點：

① 為動力性訓練，可在一定關節活動範圍內進行，也可在全關節活動範圍內訓練；

② 運動過程中關節活動的角速度恆定不變；

③ 運動過程中運動肌肉所承受的阻力是可變的，且機器提供的阻力與肌肉運動的力矩相匹配，不斷發生順應性變化，在肢體運動的全過程中肌肉都可以承受到最適宜的阻力，使訓練效果最佳；

④ 可做往復運動，使一對拮抗肌都得到鍛鍊，利於肌力平衡發展，協調功能。

3）注意事項：

① 注意運動速度設置要合理，不要太高或太低，以免影響肌力發展；

② 根據患者情況調節運動幅度，並隨病情變化不斷調整。

3. 適用範圍

（1）各種原因引起的肌萎縮、肌力減弱：

① 周圍神經損傷後肌萎縮無力；

② 骨、關節疾病及手術後，頸、軀幹及四肢肌萎縮無力；

③ 肌病時肌肉萎縮無力；

④ 功能性肌肉無力如腹肌、盆底肌無力；

⑤ 中樞神經系統疾病引起的軟癱及肌力不平衡。

（2）健身性肌力訓練。

(二)關節活動度訓練

1. 關節活動度

關節活動度（ROM）有主動活動度與被動活動度之分，通常所說關節活動度是指被動活動度，即在身體放鬆狀態下，某關節可被移動的最大範圍。受試者自己主動活動某關節可達到的最大範圍為主動活動度。一般來講被動活動度大於或等於主動活動度，但有時也表現為後者大於前者，可能為受試者主觀努力，忍受關節疼痛所致。

關節活動度受許多因素影響，如關節及其相關組織結構、活動或制動情況、性別、年齡及關節局部組織溫度等。關節周圍肌肉、肌腱、韌帶、結締組織、關節囊、關節軟骨等結構正常或平時活動多者，關節活動度較大；關節局部組織溫度高，結締組織鬆弛，關節活動度大；當因器質性或功能性原因損害關節功能，使關節活動範圍受限時，都可影響患者日常生活能力，甚至造成一系列繼發損害形成功能障礙。

2. 訓練方法

（1）被動關節活動訓練

根據關節運動學原理，利用機械、治療師或患者的另

一肢體作用所產生的外力，完成關節各個方向的活動，維持關節活動範圍，預防關節攣縮。

（2）肌肉牽拉法

治療師緩慢地使患者的某一關節被動活動到其活動範圍的極限，然後固定關節的近端部分，牽拉關節的遠端部分，使短縮的軟組織拉長以增加關節活動範圍，也可由患者自己依靠姿勢主動進行牽拉。牽拉力應柔和、緩慢且持久，使軟組織產生足夠的張力又不引起疼痛。牽拉應持續20～30秒以上，重複3次。

目前認為，緩慢持續牽拉的機制在於長時間牽拉肌肉可使肌梭的興奮性減低，牽張反射最小，從而降低靜態肌張力，使肌腱鬆弛，關節活動度增加。

（3）本體感覺神經肌肉易化技術

該技術是由刺激機體本體感覺器官而達到改善關節功能的目的。在關節活動訓練中常用的為收縮—放鬆技術和主縮肌收縮—放鬆技術。

收縮—放鬆技術操作要點：先被動牽拉關節肌肉，然後抗阻等長收縮6～8秒，再放鬆，然後再進一步被動牽拉該肌肉，使關節稍疼痛為宜，再重複進行上述操作。該過程反覆進行3～6次，每週進行3～5次，關節活動度可逐漸擴大。該方法是通過興奮肌腱上的高爾基腱器官，抑制肌肉的牽張反射而實現增大關節活動度功能的。

主縮肌收縮—放鬆技術操作要點：牽拉限制關節活動的肌肉，同時與之拮抗的肌肉主動收縮，保持20秒，然後受牽拉肌肉收縮6～8秒，再放鬆，再進一步牽拉關節肌肉，再至下一收縮—放鬆循環，其工作機制是拮抗肌收縮

交互抑制受牽拉的肌肉，使之放鬆，促進關節活動度增大。

（4）主動關節活動度訓練

借助器械進行，如滑輪、肩輪、肩梯、踝關節訓練器、肋木、體操棒等，也可主動進行伸展練習。主動關節活動度訓練與實際生活活動密切相關，因而有更大的功能意義。

（5）輔助關節活動度訓練方法

由於較高溫度可以增加關節活動度，因此關節活動度練習常與一些有溫熱解痙效應的理療結合使用，如超短波使深部組織的緊張度降低；使用消炎鎮痛劑，如口服或局部外用以達到止痛消炎和肌肉放鬆的作用。這些方法可與牽拉等方法配合應用。

3. 適用範圍

關節活動度訓練適合以下情況：① 關節、軟組織、骨骼損傷後疼痛；② 骨科術後長期制動；③ 各種疾病所致肌力、肌張力異常；④ 關節周圍軟組織瘢痕、粘連、水腫。

(三)平衡訓練

1. 平衡功能

平衡功能是機體運動功能的重要組成部分，與人體肌肉力量、肌張力、內、外感受器及姿勢反射活動有關。影響平衡的因素很多，如支撐面的軟、硬、大、小；人體重心高、低。一般來講，支撐面較硬、較大，有利於人體平

衡；人體重心降低，利於機體保持平衡。

靜態平衡容易實現，穩定性較大；而動態平衡則使機體重心處在隨時變化之中，機體需要不斷調整，找平衡點，恢復起來相對較難，但一旦恢復，功能性活動能力就明顯提高，有很大的實際意義。

2. 平衡訓練方法

平衡訓練主要有增強無力肌肉的肌力；降低痙攣肌肉的肌張力，增強感覺功能如本體感覺等作用。

（1）靜態平衡訓練

由持續軀體姿勢的肌肉收縮，維持靜態情形下的平衡。達到靜態平衡可以是自己仔細調整的結果，也可以由他人協助擺放於平衡的位置。靜態平衡訓練由易到難依次為坐位平衡、跪位平衡、站位平衡和單腿平衡的訓練。身體的支撐面由大到小，重心由低到高，機體維持平衡所動員的感覺系統、反射活動由簡單到複雜。靜態平衡訓練是基本的平衡功能訓練。

（2）動態平衡訓練

患者在有功能需要或受到外力作用的情況下，有意識、無意識地由姿勢肌肉的調整，保持機體於平衡狀態的能力訓練。這種訓練也可按靜態平衡的訓練順序進行。訓練方法有軟地面行走、平衡板練習、步行、遊戲、打球、太極拳等，步行可進行前行、左右側移、後退等不同方向的行走，也可在日常生活活動中練習。

3. 適用範圍

① 肌無力、肌痙攣；② 本體感覺缺失；③ 視、聽覺損傷；④ 各種神經系統疾病與外傷引起的平衡功能障礙。

(四)中樞神經系統損傷後促進運動功能恢復的訓練方法

中樞神經系統損傷後運動功能障礙主要表現為肌肉癱瘓無力、肌張力增高、痙攣、平衡能力差、運動不協調等運動控制障礙。運動器官本身的功能損害都是繼發於病後疼痛、廢用、誤用等原因，因此，治療上主要是改善運動控制，誘發正常運動活動，從而預防廢用或誤用性運動功能障礙。腦中樞神經損傷後經過外界對肢體適當的刺激，使腦內損傷細胞的周圍發生變化，周圍的神經細胞由軸突再生、樹突的「發芽」和休眠狀態突觸閾值的改變，實現腦細胞「功能重組」代償壞死腦細胞功能。中樞神經系統損傷後的運動治療即是利用各種措施促進這些正常姿勢反射和平衡反應出現。

要完成功能重組，患者需進行反覆功能訓練，並自覺地應用到各種日常生活活動中去，形成較為正常的活動模式，因此也稱為易化技術（facilitation techniques）。中樞神經系統損傷的康復訓練目的是增強神經肌肉的興奮性，從而提高肌張力或增加肌肉的收縮頻度，亦可加強抑制，從而降低痙攣肌肉的張力。

目前主要有 Rood 法、Bobath 法、本體感覺性神經肌肉易化技術和運動再學習法等。

1. Rood 方法

Rood 方法也稱為多感覺刺激療法，其核心內容是利用多種感覺刺激方法作用於皮膚、關節等感受器，由感覺反饋環路調節脊髓傳出纖維的興奮性，從而改變特異性靶肌肉的肌張力，誘發或協調肌肉活動。

感覺刺激的方法包括：溫度刺激，如冰塊、溫水、溫毛巾刺激皮膚等；機械性刺激如毛刷刷、小錘扣打、用手輕拍、振動刺激等；關節感覺刺激如牽拉關節、擠壓關節、搖動軀幹或肢體等。

誘發肌肉收縮方法：快速牽拉肌肉、擠壓肌腹、牽伸手或足內部肌肉、逆毛方向輕刷、短時間冰敷刺激等。

抑制肌肉痙攣方法：輕微擠壓關節、持續肢體牽伸、肌腱止點處加壓、中度溫熱刺激等。

Rood 技術一般在訓練前或訓練中應用，能興奮主縮肌，抑制拮抗肌，有利於運動模式的建立。Rood 方法是臨床常用而有效的方法之一，適用於中樞神經系統損傷後各個時期的運動功能障礙的治療，尤其是恢復早期，通常多與其他易化技術聯合應用。

2. Bobath 方法

Bobath 方法最早是從治療腦癱患兒運動功能障礙發展起來的，後來越來越多地應用於偏癱患者。中心思想是抑制中樞神經系統損傷後異常運動模式的形成和發展，根據神經發育規律，充分利用正常的姿勢反射活動和各種平衡反應調節肌張力，逐漸促通正常運動模式形成，進而使患

者勝任各種功能活動。

　　主要技術要點是：軟癱期開始，治療師就針對將會出現的異常痙攣運動模式，利用患者各種姿勢反射活動，如緊張性頸反射和緊張性迷路反射進行抗痙攣體位和肢位的擺放；利用殘存的軀幹肌功能和姿勢反射活動，治療師輔助或患者健肢自助活動患肢，前伸肩胛帶和骨盆帶，促進臥位下翻身活動和起坐活動恢復；誘發保護性伸展等平衡反應，促進坐位平衡恢復；治療師利用手法在抗痙攣模式下，從不同方位擠壓關節以刺激肢體運動功能恢復。

　　常用手法有以下三種：

　　（1）反射性抑制

　　由反射方式來抑制異常肌緊張模式，治療屈肌緊張時，可將頭抬高至過伸位，使身體其他部位伸肌緊張，屈肌放鬆；伸肌緊張時，頭屈曲位，促使身體其他部位屈肌緊張，伸肌放鬆；屈髖屈膝加上髖外展可抑制軀幹、頭、肢體伸肌的緊張；肩帶和骨盆帶之間旋轉軀幹能同時抑制緊張的屈肌和伸肌。

　　（2）翻正反射和平衡反射

　　這兩種反射是訓練的關鍵，翻正反射和平衡反射的存在才能真正抑制異常運動模式。

　　訓練誘發患兒翻正反射要以頭為關鍵點，一手托患兒頦下，另一手抵住頭後部，引出頸翻正反射和體翻正反射，經過反覆訓練，建立反射後，逐步訓練仰臥位轉至俯臥位，俯臥位轉至肘支撐位，肘支撐位轉至跪位，最後站立位；當患兒能維持某一體位時，由移動患兒重心或將患兒放在活動平面上訓練平衡反射。

（3）感覺刺激

適用於肌張力過低及肌張力被異常抑制時呈現肌無力患者或有感覺異常障礙的患者，方法有①加壓和抗阻負重，用於提高維持姿勢肌群張力；②擺放與維持體位，將患者肢體擺放至一定體位並令其維持一定時間，提高肌張力。

應用 Bobath 易化技術需注意兩點：

（1）治療師應充分了解人類正常運動模式及各種日常活動的組成要素，只有這樣才能組織有效的分離運動訓練；

（2）治療師應避免反覆大量的被動活動練習，引導患者盡可能主動活動，挖掘患者自身潛力，只有這樣，才能實現有意義的隨意運動控制。

Bobath 方法是臨床常用的易化技術，適用於腦癱和偏癱患者。

3. 本體感覺性神經肌肉易化技術

PNF（本體感覺性神經肌肉易化）技術主要是應用本體感覺刺激促進肌肉收縮，增強肌力，擴大關節活動範圍，增加功能活動的方法。基本原理是根據神經肌肉的生理特點，在活動中予以刺激，激發盡可能多的感受器興奮，從而增強肌肉活動，促使功能性運動實現。

其特點是運用螺旋對角線模式運動，由主縮肌和拮抗肌間的交互收縮、放鬆，促進肌力的平衡與協調。

關鍵技術為：徒手施加阻力、刺激本體感受器、牽拉肌肉、外感受器輔助和要求患者配合等。

　　PNF 技術十分複雜，但應用廣泛，其適應症包括外周神經肌肉損傷後運動功能障礙和中樞性運動障礙。

　　常用方法：

　　（1）節律性啟動，在預定的關節範圍內，治療師邊用言語節奏引導患者被動運動，邊要求患者集中注意力於所做運動，然後進一步在節律性運動中要求患者主動用力，逐漸進展到治療師在患者主動用力時，在訓練的肌肉上施加阻力。適用於精神緊張、運動啟動困難、運動不協調者。

　　（2）復合等張運動，指訓練某一肌群相繼進行抗阻向心性收縮、離心性收縮、等長收縮，中間無肌肉放鬆。這種方法對增強肌力、拮抗肌之間運動轉換及擴大關節活動範圍都有幫助，適用於運動控制能力差、協調不良及關節活動範圍下降者。

　　（3）緩慢逆轉技術，指主縮肌與拮抗肌間緩慢、交替、節律性向心性收縮或等長收縮，前者稱為動態逆轉，後者稱為穩定性逆轉。根據需要在相應的肌肉上加阻力。其優點是由主縮肌、拮抗肌間的相繼誘導作用，加強關節周圍的肌肉力量，穩定關節。適用於肌無力、肌肉易疲勞、關節穩定性差及變換運動方向不良者。

　　（4）重複收縮技術，是指在患者進行某肌群單方向等張收縮的過程中，再給予肌肉快速牽拉刺激，強化肌肉收縮力量的方法。適用於肌無力、疲勞及運動意識低者。

　　（5）收縮——放鬆技術，要求患者在關節活動範圍內盡力抗阻等張收縮，然後放鬆，保持 6 秒以上。這樣不僅可增強肌力，還可改善關節活動範圍，因此適用於關節活

動範圍減低者。

（6）保持——放鬆技術，指患者先放鬆，治療師被動運動患肢關節至可動最大範圍後，肢體抗阻等長收縮，然後放鬆，該方法可顯著改善關節活動範圍。適用於痙攣、疼痛等原因致關節活動度下降者。

（7）保持——放鬆——主動運動，指患者在較小關節活動範圍內進行等長收縮後放鬆，然後再運動至可動最大範圍內，肌肉進行反覆收縮的技術，該方法可以顯著增強肌力，促進肌肉活動協調，適用於肌無力和肌肉協調性障礙者。

訓練原則：

（1）PNF 技術是一整套技術的總和，治療師需專門學習，熟練掌握後方可應用。

（2）在應用 PNF 時，初始肢位的放置非常重要，關係到訓練效果。因此，PNF 技術強調訓練體位和起始肢位。一般採用臥位下進行，有時也採用坐位訓練。

（3）PNF 技術強調肢體功能活動模式中最大限度地刺激本體感覺的同時，積極運動視、聽、觸多種感覺同時作用於患者，最大程度地促通肌肉隨意活動與控制，恢復肌力及關節活動度。

（4）PNF 整個操作過程始終要求患者默契配合，不斷反饋活動信息，調整肌肉活動。

（5）PNF 技術在增強肌力的同時，完善肌肉活動的協調性和加強關節穩定性是其突出優勢。

（6）PNF 技術的效果在於不斷提高患者自主的隨意活動能力。

4. 運動再學習方法

運動再學習方法是 Carr 和 Shepherd 於 20 世紀 80 年代建立起來的。此方法的中心思想是：中樞神經系統損傷後患者運動功能的恢復是一個再學習過程，在這個過程中治療師要設計符合患者相應水平的作業或功能性活動、活動的環境，激發患者的訓練動機、興趣，集中患者注意力，教育患者克服不需要的肌肉活動，反覆練習正確的運動，從而達到恢復隨意控制的功能性作業活動目的。

技術要素為：

① 利用各種知覺的、環境的、操作的手段消除患者不必要的肌肉活動，激發正確的運動形成。

② 由各種感覺信息使患者了解運動活動的情況，應用反饋不斷修正、調整運動活動，使之變成期望的正確運動。

③ 反覆練習正確運動，並不斷變換訓練環境，由簡單環境到複雜環境，由特定環境到生活環境，使之在中樞神經系統中形成穩固的運動程序，可自由、隨意地運動於功能活動中。

④ 強調重心調整、姿勢控制對運動再學習的重要性，認為一切姿勢控制和平衡都是功能性運動的前提或協同部分。因此，姿勢控制和平衡的訓練要在完成作業活動的同時進行，這樣才能增強運動再學習能力。

運動再學習方法適用於腦中風及其他中樞性運動功能障礙者。

5. Brunnstrom 技術

利用偏癱後殘餘的相對肌力較強肌肉收縮，使整個運動模式中所有運動神經細胞興奮積聚，來增強較差肌肉的力量，或運用人體發育早期原始反射活動能觸發患肢非隨意運動，引起微弱肌肉收縮，從而促進肌力恢復。由於高級中樞受損傷，對低級中樞不能有效抑制，使機體發育中各種原始姿勢反射和運動形式都表現出來，Brunnstrom 技術就是鼓勵和利用這些原始反射。

常用的促進手法有以下三種：

（1）緊張性反射

頭前屈使下頦靠胸時，出現雙上肢屈曲與雙下肢伸展反射，頭後伸時，出現雙上肢伸展與雙下肢屈曲反射。頭轉向一側出現同側上下肢伸展和對側上下肢屈曲反射。頭位於中間位，仰臥位出現四肢伸展或伸肌肌張力增高，俯臥位出現四肢屈曲或屈肌肌張力增高。

（2）聯合反射

當偏癱患者做健側抗阻運動時，患肢發生非隨意運動或反射性肌張力增高，如健側上肢抗阻屈曲，誘發患側上肢屈曲；健側上肢抗阻伸展，誘發患側上肢伸展；健側下肢抗阻屈曲，誘發患側下肢伸展；健側下肢抗阻伸展，誘發患側下肢屈曲；患側上肢用力屈曲或伸展亦可引起同側下肢出現屈曲或伸展。

（3）協同運動

中樞神經損傷恢復早期，患肢存在肌肉痙攣，當做單關節運動時，與該關節相關聯的所有肌群會自動收縮，而

呈現出固定的運動模式。如患側上肢屈肘時，將出現肩胛骨後縮或抬高，肩關節外展、外旋，肘屈曲，前臂旋後，腕和手指屈曲；伸肘時同時會出現肩胛骨前伸，肩關節內收、旋內，肘關節伸展，前臂旋前，腕和手指動作不定。下肢屈膝關節時出現髖關節屈曲、外展、外旋，踝背屈內翻，趾背屈，伸膝關節時出現髖關節伸展、內收、內旋，踝跖屈內翻，趾跖屈。

在進行上述方法訓練時，對反應較弱的肌肉可用本體感受性和外感受性刺激，提高肌肉的興奮性。

緊張性頸反射、緊張性迷路反射和緊張性腰反射，都是人類在進化性過程中形成的維持姿勢與平衡的重要反射活動，人們在日常生活中都在自覺、不自覺地應用著這些反射。中樞神經系統損傷後，這些基本反射依然保留。可以由患者頭部位置、頸部位置、軀幹各節段排列等影響肢體的肌肉張力，從而調節運動活動，Brunnstrom 法利用這些反射，採取發展抗痙攣模式的姿勢，促進隨意運動控制形成。

應用 Brunnstrom 方法要注意掌握使用各種原始反射的時機，不可過度強化這些原始反射，僅作為啟動、誘發運動出現的工具。此外，要綜合應用其他易化技術訓練患者功能性隨意運動控制。該方法主要應用於偏癱治療。

第四節　體育康復的基本原則

體育康復的目的在於縮短臨床痊癒和功能恢復，又具有預防治療疾病及康復健身的作用，只要安排恰當，許多

疾病都可以進行體療。

一、體育康復的適應症

（1）運動器官傷病：骨與各關節損傷及其後遺功能障礙、頸椎病、肩關節周圍炎、腰腿痛、脊柱畸形及扁平足、斷肢再植、人工關節等。

（2）內臟器官系統疾病：高血壓、動脈硬化、冠心病、心肌梗塞（恢復期）、慢性支氣管炎、肺氣腫、哮喘、矽肺、潰瘍病、內臟（腎、胃）下垂、習慣性便秘、子宮位置不正、盆腔炎等。

（3）代謝障礙疾病：糖尿病、肥胖病等。

（4）神經系統疾病：各種原因（創傷性、炎症性、腦血管意外等）所致癱瘓、神經衰弱、腦震盪後遺症等。

（5）需長期臥床及手術後患者。

二、體育康復的禁忌症

（1）急性或亞急性疾病：心絞痛發作頻繁、肺結核、咯血等。

（2）體溫升高、全身症狀嚴重、臟器功能喪失代償期：各型肺結核活動期、嚴重炎症，發熱在 38℃ 以上等。

（3）鍛鍊中可能發生嚴重併發症的：消化道出血、呼吸道出血、動脈瘤，體內有金屬異物可能損傷血管和神經者，骨折未癒合的局部、關節內有骨折片未清除者，偏癱或腫瘤等病變尚在進展期或有明顯轉移者，癌症、精神病患者等。

第三章

體 動 處 方

第一節　運動處方概述

一、運動處方的基本概念和特點

(一)運動處方的概念

運動處方（exercise prescription）概念最早是美國生理學家卡波維奇（Kapovich）在 20 世紀 50 年代提出的。60年代以來，隨著康復醫學的發展，對冠心病等疾病的康復訓練的開展，運動處方開始受到重視。1969 年世界衛生組織開始使用運動處方術語，從而在國際上得到認可。

運動處方的完整概念是：康復醫師或體療師，對從事體育鍛鍊者或患者，根據醫學檢查資料（包括運動試驗和體力測驗），按其健康、體力以及心血管功能狀況，用處方的形式規定運動種類、運動強度、運動時間及運動頻率，並提出運動中的注意事項。它是指導人們有目的、有計劃、科學地鍛鍊的一種方法。

(二)運動處方的特點

（1）目的性強：運動處方有明確的遠期目標和近期目標，運動處方的制定和實施都是圍繞運動處方的目的進行的。

（2）計劃性強：運動處方中運動的安排有較強的計劃性，在實施運動處方的過程中容易堅持。

（3）科學性強：運動處方的制定和實施過程是嚴格按照康復體育、臨床醫學、運動學等學科的要求進行的，有較強的科學性。按運動處方進行鍛鍊能在較短的時間內，取得較明顯的健身和康復效果。

（4）針對性強：運動處方是根據每一個參加鍛鍊者的具體情況來進行制定和實施的，有很強的針對性，康復效果較好。

（5）普及面廣：運動處方簡明易懂，容易被大眾所接受，收效快。是進行大眾健身和康復的理想方法。

二、運動處方的種類

隨著康復體育的不斷發展及運動處方應用範圍的擴大，運動處方的種類也不斷增加，常見的分類有：

(一)按鍛鍊的對象和作用分

（1）治療性運動處方。以治療疾病、提高康復效果為主要目的。

（2）預防性運動處方：以增強體質、預防疾病、提高健康水平為主要目的。

（3）健身、健美運動處方：以提高身體素質、運動能力、健身、健美為主要目的。

(二)按鍛鍊的器官系統分

（1）心血管系統康復的運動處方。
（2）運動系統康復的運動處方。
（3）神經系統康復的運動處方。
（4）呼吸系統康復的運動處方。

三、運動處方與有關學科的關係

1. 運動處方與運動生理學的關係

運動生理學是運動處方最重要的理論基礎。19 世紀法國的神經學家紀堯姆－本杰明－阿芒・迪歇恩（Duchenne, Guillaume–Benjamin–Amand）（1806—1875 年）於 1866 年發表的《運動生理學》為康復體育奠定了大量的理論基礎。20 世紀運動生理學的飛速發展，不斷地為現代運動處方提供著新的理論基礎。

2. 運動處方與臨床醫學的關係

現代運動處方最早是用在心血管系統疾病的康復中，在 20 世紀 50 年代，冠心病的運動療法發展成為運動處方的形式。目前，運動處方的應用範圍在不斷地擴大，但運動處方的重點仍是疾病的治療和預防。

在運動處方的制定和實施過程中，臨床醫學是最重要的依據和基礎，疾病的臨床診斷、功能評定、醫務監督

等，是運動處方的重要內容。

3. 運動處方與運動學的關係

運動處方的核心是運動種類、運動強度、運動時間及運動頻度等。確定合理、科學的運動種類、運動強度、運動時間和運動頻度是運動處方有效和安全的保證。

此外，運動處方與運動解剖學、運動生物化學、體質測量與評價等學科有著密切的關係。

四、學習運動處方的意義

（1）運動處方是康復體育的核心部分，運動處方的制定和實施是康復體育更科學化、定量化、個別化（因人而異）的保證。學習和掌握運動處方能更好地指導健身和康復。

（2）運動處方是落實「全民健身計劃」的措施。「全民健身計劃」從 1993 到 2000 年分三步，從點到塊，從塊到面，進而在全社會逐步推廣。該計劃將向公眾推薦 200 多種小型多樣的健身運動方式。學習和掌握運動處方能更好地進行全民健身計劃的推廣。

第二節　運動處方的基本內容

運動處方的制定和實施應使參加鍛鍊者或患者的功能狀態有所改善。在制定運動處方時，要科學、合理地安排各項內容；在運動處方的實施過程中，要按質、按量認真完成訓練。

運動處方的內容應包括運動種類（types）、運動強度（intensity）、運動持續時間（duration）、運動頻度（frequency）及注意事項等。

一、運動種類

運動處方的運動種類可分為三類，即：耐力性（有氧）運動、力量性運動及伸展運動和健身操。

(一)耐力性（有氧）運動

耐力性（有氧）運動是運動處方最主要和最基本的運動手段。在治療性運動處方和預防性運動處方中，主要用於心血管、呼吸、代謝、內分泌等系統慢性疾病的康復和預防，以改善和提高心肺、代謝、內分泌等系統的功能。在健身、健美運動處方中，耐力性（有氧）運動是保持全面身心健康、保持理想體重的有效運動方式。

耐力性運動的項目有：步行、慢跑、走跑交替、上下樓梯、游泳、自行車、室內功率自行車、步行車、跑臺、跳繩、划船、滑冰、滑雪、球類運動等。

(二)力量性運動

力量性運動在運動處方中主要用於運動系統、神經系統等肌肉神經麻痺或關節功能障礙的患者，以恢復肌肉力量和肢體活動功能為主。在矯正畸形和預防肌力平衡破壞所致的慢性疾患的康復中，由有選擇地增強肌肉力量、調整肌力平衡，從而改善軀幹和肢體的形態和功能。

力量性運動根據其特點可分為：電刺激療法（由電刺

激，增強肌力、改善肌肉的神經控制）、被動運動、助力運動、免負荷運動（即在減除肢體重力負荷的情況下進行主動運動，如，在水中運動）、主動運動、抗阻運動等。抗阻運動包括：等張練習、等長練習、等動練習和短促最大練習（即等長練習與等張練習結合的訓練方法）等。

(三)伸展運動及健身操

伸展運動及健身操較廣泛地應用在治療、預防和健身、健美各類運動處方中，主要的作用有放鬆精神、消除疲勞、改善體型，防治高血壓、神經衰弱等疾病。

伸展運動及健身操的項目主要有：太極拳、保健氣功、五禽戲、廣播體操、醫療體操、矯正體操等。

二、運動強度

(一)耐力性（有氧）運動的運動強度

運動強度是運動處方的核心及設計運動處方中最困難的部分，需要適當的監測來確定運動強度是否適宜。

運動強度是指單位時間內的運動量，即：運動強度＝運動量／運動時間。而運動量是運動強度和運動時間的乘積，即：運動量＝運動強度×運動時間。

運動強度是以功能的百分數來表示，運動強度可根據最大攝氧量的百分數、代謝當量、心率、自覺疲勞分級等來確定。

1. 最大攝氧量的百分數

在運動處方中常用最大攝氧量的百分數（$\%VO_2max$）來表示運動強度，50%～70%VO_2max 是最合適的運動強度範圍。<50%VO_2max 的運動對老年人和心臟患者有較好的效果；<70%VO_2max 的持續運動血液中乳酸不增高，血液中的腎上腺素和去甲腎上腺素保持在較低水平，運動強度最適宜；而 80%VO_2max 的運動是有危險的。表 3-1 為運動強度（用最大攝氧量的百分數表示）與心率的換算關係。

表 3-1　運動強度與預測脈搏數

運動強度 %(VO_2 max) 心率（次／分）　　　年齡（歲）	0	10	20	30	40	50	60	70	80	90	100
20	60	74	88	102	116	130	144	158	172	186	200
30	60	73	86	99	102	125	138	151	164	177	190
40	60	72	84	96	98	120	132	144	156	168	180
50	60	71	82	93	94	105	126	137	148	159	170
60	60	70	80	90	90	110	120	130	140	150	160
70	60	69	78	86	87	105	114	123	132	141	150

（引自：曲綿域等，實用運動醫學，1996。）

2.代謝當量

代謝當量（MET）是指運動時代謝率對安靜時代謝率

的倍數，按音譯稱之為「梅脫」。1 梅脫是指每公斤體重從事 1 分鐘活動消耗 3.5ml 的氧，其活動強度稱為 1 MET（1 MET＝3.5ml／kg·min）。1 MET 的活動強度相當於健康成人坐位安靜代謝的水平（注意寫法：METs 是 MET 的複數，所以，1 MET 以外都是用 METs）。

任何人從事任何強度的活動時，都可測出其攝氧量，可計算出每分鐘、每公斤體重的攝氧量，即可計算出 METs 值，用於表示其運動強度。

在制定運動處方時，如已測出某人的適宜運動強度相當於多少 METs，即可找出相同 METs 的活動項目，寫入運動處方。表 3–2、表 3–3 為常見日常生活活動和常見運動的 METs 值。

表 3–2 常見日常生活活動的 METs 值

活動內容	METs	活動內容	METs
步行（1.5km～6.7km／h）	2.0～6.7	交際舞（慢）	2.9
下樓	5.2	交際舞（快）	5.5
上樓	9	有氧跳舞	6.0
騎車（慢速）	3.5	園藝	5.6
騎車（中速）	5.7	做飯	3.0
寫作（坐位）	1.7	掃地	4.5
彈鋼琴	2.0	拖地	7.7
打牌	1.5～2.0	淋浴	3.5
駕駛汽車	2.0～2.8		

（引自：曲綿域等，實用運動醫學，1996。）

表 3-3 常見運動的 METs 值

運動項目	METs	運動項目	METs
射箭	3~4	打獵（小槍）	3~7
羽毛球	4~9	打獵（大槍）	7~14
籃球（練習）	3~9	慢跑	7~15
籃球（比賽）	7~12	爬山	5~10
仰臥、坐位上肢練習	1~2	水球	8~12
保齡球	2~4	帆船	2~5
划船	3~8	潛水	5~10
韻律體操	3~8	旱冰、滑冰	5~8
舞蹈	3~7	滑雪	5~12
擊劍	6~10	衝浪	5~7
釣魚	2~6	足球	5~12
橄欖球（進攻）	6~10	上台階	4~8
高爾夫球	2~7	游泳	4~8
手球	8~12	乒乓球	3~5
徒步旅行	3~7	網球	4~9
騎馬	3~8	排球	3~6
跳繩	12	壘球	3~6
騎自行車（20.8km/h）	9	撞球	2.3

（引自：楊靜宜，體療康復，1990；曲綿域等，實用運動醫學，1996。）

3. 心 率

除去環境、心理刺激、疾病等因素，心率（HR）與運動強度之間存在線性關係。達最大運動強度時的心率稱為

最大心率（HRmax）；達最大強度的 60%～70%時的心率稱為「靶心率」（target heart rate，THR）或稱為「運動中的適宜心率」，日本稱為「目標心率」。它是指能獲得最佳效果並能確保安全的運動心率。為精確地確定各個患者的適宜心率，需做運動負荷試驗測定運動中可以達到的最大心率，或以症狀限制性運動試驗確定最大心率，該最大心率的 70%～85%為運動的適宜心率。用靶心率控制運動強度是簡便易行的方法，具體推算的方法有：

（1）公式推算法

以最大心率的 65%～85%為靶心率，即：

靶心率＝（220 – 年齡）×（65%～85%）

年齡在 50 歲以上，有慢性病史的，可用：靶心率＝170–年齡；經常參加體育鍛鍊的人可用：靶心率＝180–年齡。

例如：年齡為 40 歲的健康人，其最大運動心率為：220 – 40＝180 次／分，適宜運動心率為：下限 180 × 65%＝117 次／分，上限 180 × 85%＝153 次／分，即鍛鍊時心率在 117～153 次／分之間，表明運動強度適宜。

（2）耗氧量推算法

人體運動時的耗氧量、運動強度及心率有著密切的關係，可用耗氧量推算靶心率，以控制運動強度。大強度運動時相當於最大攝氧量的 70%～80%（即 70%～80%$\overset{\bullet}{V}O_2$ max），運動時的心率為 125～165次／分；中等強度運動相當於最大攝氧量的 50%～60%（即 50%～60%$\overset{\bullet}{V}O_2$ max），運動時的心率為 110～135次／分；小強度運動相當於最大攝氧量的 40%以下（即＜40%$\overset{\bullet}{V}O_2$max），運動時

表 3-4　常用的運動強度指標及其相互關係

運動強度		較　大		中　等		較　小
最大攝氧量百分數（%VO₂max）		80	70	60	50	＜40
梅脫（METs）		10	8	6.5	5.5	＜4.5
心率（次／分）	20～29 歲	165	150	135	125	110
	30～39 歲	160	145	135	120	110
	40～49 歲	150	140	130	115	105
	50～59 歲	145	135	125	110	100
	60 歲以上	135	125	120	110	100

（引自：沈步乙等，實用康復體育學總論，1994。）

的心率為 100～110 次／分。在實踐中可採用按年齡預計的適宜心率，結合鍛鍊者的實際情況來規定適宜的運動強度。表 3-4 為常用的運動強度指標及其相互關係。

4. 自覺疲勞分級

　　自覺疲勞分級（rating of perceived exertion，RPE）是 Borg 根據運動者自我感覺疲勞程度衡量相對運動強度的指標，是持續運動中體力水平可靠的指標，可用來評定運動強度；在修訂運動處方時，可用來調節運動強度。

　　自覺疲勞分級與心肺、代謝的指標有高度相關，如：吸氧量、心率、通氣量、血乳酸等。表 3-5 是由 Borg 設計的 15 級分類表。

　　Borg 的分級表中 12～13 相當於最大心率的 60%（即 60% HRmax），16 相當於最大心率的 90%（即 90% HRmax）。大部分參加鍛鍊者的運動強度應在 12～16 之

表 3-5　RPE 的 15 級分類

RPE 分級	6	7	8	9	10	11	12	13	14	15	16	17	18	19	20
自 我 感 覺		非 常 輕 鬆		很 輕 鬆		有 點 累		稍 累		累		很 累		非 常 累	

（引自：曲綿域等，實用運動醫學，1996。）

間。在開始訓練階段，鍛鍊者可掌握運動中心率和自覺疲勞分級之間的關係，在以後的運動中可用自覺疲勞分級來調節運動強度。

15 級計分表的計分乘以 10 約等於該用力水平的心率。如：13 級的心率約等於 130 次／分。

(二)力量性運動的運動強度和運動量

1. 決定力量練習的運動量的因素

（1）參加運動的肌群的大小：大肌肉群運動的運動量大，小肌肉群運動的運動量小。如：肢體遠端小關節、單個關節運動的運動量較小；肢體近端大關節、多關節聯合運動、軀幹運動的運動量較大。

（2）運動的用力程度：負重、抗阻力運動的運動量較大；不負重運動的運動量較小。

（3）運動節奏：自然輕鬆的運動節奏其運動量較小；過快或過慢的運動節奏其運動量較大。

（4）運動的重複次數：重複次數多的運動量較大。

（5）運動的姿勢、位置：不同的運動姿勢、位置對維持姿勢和克服重力的要求不同，運動量也不同。

2. 力量練習的運動強度及運動量

力量練習的運動強度以局部肌肉反應為準，而不是以心率等指標為準。

在等張練習或等動練習中，運動量由所抗阻力的大小和運動次數決定。在等長練習中，運動量由所抗阻力和持續時間決定。

在增強肌肉力量時，宜逐步增加阻力而不是增加重複次數或持續時間（即：大負荷、少重複次數的練習）；在增強肌肉耐力時，宜逐步增加運動次數或持續時間（即：中等負荷、多次重複的練習）。在康復體育中，一般較重視發展肌肉力量，而肌肉耐力可在日常生活活動中得到恢復。

(三)伸展運動和健身操的運動強度及運動量

1. 有固定套路的伸展運動和健身操的運動量

有固定套路的伸展運動和健身操，如：太極拳、廣播操等，其運動量相對固定。太極拳的運動強度一般在 4～5METs 或相當於 40%～50% 的最大攝氧量，運動量較小。增加運動量可由增加套路的重複次數或動作的幅度、架子的高低等來完成。

2. 一般的伸展運動和健身操的運動量

一般的伸展運動和健身操的運動量可分為大、中、小

三種。小運動量是指做四肢個別關節的簡單運動、輕鬆的腹背肌運動等，運動間隙較多，一般在 8～12 節；中等運動量可做數個關節或肢體的聯合動作，一般在 14～20 節；大運動量是以四肢及軀幹大肌肉群的聯合動作為主，可加負荷，有適當的間歇，一般在 20 節以上。

三、運動持續時間

(一)耐力性（有氧）運動的運動時間

運動處方中的運動時間是指每次運動的持續時間。每次運動的持續時間應為 15～60 分鐘，一般需持續 20～40 分鐘；其中達到適宜心率的時間須在 15 分鐘以上。在計算間隙性運動的持續時間時，應扣除間隙時間。間歇運動的運動密度應視體力而定，體力差者運動密度應低；體力好者運動密度可較高。

運動量由運動強度和運動時間共同決定（運動量＝運動強度×運動時間），在總運動量確定時，運動強度與運動時間成反比（表 3-6）。運動強度較大則運動時間較短；運動強度較小則運動時間較長。前者適宜於年輕及體力較好者；後者適宜於老年及體力較弱者。年輕及體力較好者可由較高的運動強度開始鍛鍊；老年及體力較弱者應由較低的運動強度開始鍛鍊。運動量由小到大，增加運動量時，先延長運動時間，再提高運動強度。

日本體育科學中心建議人們採用三種中等運動量的鍛鍊，即：表 3-6 中帶有「*」的運動量，15 分鐘─70%$\dot{V}O_2$max；30 分鐘─60%$\dot{V}O_2$max；60 分鐘─50%$\dot{V}O_2$max。

表 3-6 運動時間與運動強度（%V̇O₂ max）的配合

運動量	運動時間				
	5分鐘	10分鐘	15分鐘	30分鐘	60分鐘
小	70%	65%	60%	50%	40%
中	80%	75%	*70%	*60%	*50%
大	90%	85%	80%	70%	60%

　　註：表中百分值爲最大攝氧量百分數（%V̇O₂ max）表示的運動強度。

（引自：沈步乙等，實用康復體育學總論，1994。）

(二)力量性運動的運動時間

　　力量性運動的運動時間主要是指每個練習動作的持續時間。如：等長練習中肌肉收縮的維持時間一般認為在 6 秒以上較好。在動力性練習中，完成一次練習所用時間實際上代表動作的速度。

(三)伸展運動和健身操的運動時間

　　成套的伸展運動和健身操的運動時間一般較固定，而不成套的伸展性運動和健身操的運動時間有較大差異。

　　如：24 式太極拳的運動時間約為 4 分鐘；42 式太極拳的運動時間約為 6 分鐘；第八套廣播體操的運動時間約為 4 分鐘。

　　伸展運動或健身操的總運動時間由一套或一段伸展運動或健身操的運動時間、伸展運動或健身操的套數或節數來決定。

四、運動頻度

(一)耐力性運動的運動頻度

在運動處方中，運動頻度常用每週的鍛鍊次數表示。運動頻度取決於運動強度和每次運動持續的時間。

一般認為：每週鍛鍊 3～4 次，即，隔一天鍛鍊一次，這種鍛鍊的效率最高。最低的運動頻度為：每週鍛鍊 2 次。運動頻度更高時，鍛鍊的效率增加並不多，而有增加運動損傷的傾向。

小運動量的耐力運動可每天進行。

(二)力量性運動的運動頻度

力量練習的頻度一般為：每日或隔日練習 1 次。

(三)伸展運動和健身操的運動頻度

伸展運動和健身操的運動頻度一般為每日 1 次或每日 2 次。

五、注意事項

為了確保安全，在運動處方中，要根據參加鍛鍊者或患者的具體情況，提出相應的注意事項。

(一)耐力性（有氧）運動的注意事項

用耐力性（有氧）運動進行康復和治療的疾病多為心血管、呼吸、代謝、內分泌等系統的慢性疾病，在進行運

動處方的鍛鍊時，要根據各類疾病的病理生理特點、每個參加鍛鍊者的具體身體狀況，提出有針對性的注意事項，以確保運動處方的有效原則和安全原則。一般的注意事項應包括以下幾個方面：

（1）運動的禁忌症或不宜進行運動的指徵。

在耐力性（有氧）運動處方中，應有針對性地提出運動的禁忌症，如心臟病患者運動的禁忌症有：病情不穩定的心力衰竭和嚴重的心功能障礙；急性心包炎、心肌炎、心內膜炎；嚴重心率失常；不穩定型、劇增型心絞痛，心肌梗塞後不穩定期；嚴重高血壓；不穩定的血管栓塞性疾病等。

（2）運動中應停止運動的指徵。

在耐力性（有氧）運動處方中應指出須立即停止運動的指徵，如心臟病患者在運動中出現以下指徵時應停止運動：運動時上身不適；運動中無力、頭暈、氣短；運動中或運動後關節疼痛或背痛等。

（3）運動量的監控。

在耐力性（有氧）運動處方中，需對運動量的監控提出具體的要求，以保證運動處方的有效和安全。

（4）要求做充分的準備活動。

（5）明確運動療法與其他臨床治療的配合。

如：糖尿病患者的運動療法需與藥物治療、飲食治療相結合，以期獲得最佳的治療效果。運動的時間應避開降糖藥物血濃度達到高峰的時間；在運動前、中或後，可適當增加飲食，以避免出現低血糖等。

(二)力量性運動的注意事項

（1）力量練習不應引起明顯疼痛。

（2）力量練習前、後應做充分的準備活動及放鬆整理活動。

（3）運動時保持正確的身體姿勢。

（4）必要時給予保護和幫助。

（5）注意肌肉等長收縮引起的血壓升高反應及閉氣用力時心血管的負荷增加。有輕度高血壓、冠心病或其他心血管系統疾病的患者，應慎做力量練習；有較嚴重的心血管系統疾病的患者忌做力量練習。

（6）經常檢修器械、設備，確保安全。

(三)伸展運動和健身操的注意事項

（1）動作的難度、幅度等，應注意循序漸進、量力而行。

（2）指出某些疾病應慎重採用的動作。如高血壓病患者、老年人等應不做或少做過分用力的動作、幅度較大的彎腰、低頭等動作。

（3）運動中注意正確的呼吸方式和節奏。

第三節　運動處方的制定程序

運動處方的制定應嚴格按照運動處方的制定程序進行，首先應對參加鍛鍊者或患者進行系統的檢查，以獲得制定運動處方所需的全面資料。

運動處方的制定程序包括：一般調查、臨床檢查和功能檢查、運動試驗及體力測驗、制定運動處方、實施運動處方、運動中的醫務監督、運動處方的修改等步驟。

一、一般調查

由運動處方的一般調查可了解參加鍛鍊者或患者的基本健康狀況和運動情況，一般調查應包括：詢問病史及健康狀況、了解運動史、了解健身或康復的目的、了解社會環境條件等。

1. 詢問病史及健康狀況

詢問病史及健康狀況應包括既往病史、現有疾病、家族史、身高、體重、目前的健康狀況、疾病的診斷和治療情況，女性還需詢問月經史和生育史。

2. 了解運動史

在一般調查中應了解：參加鍛鍊者和患者的運動經歷、運動愛好和特長、目前的運動情況（是否經常參加鍛鍊、運動項目、運動量、運動時間、運動中、後的身體反應等）、在運動中是否發生過運動損傷等。

3. 了解健身或康復的目的

應了解參加鍛鍊者和患者的健身或康復的明確目的以及他們對由運動來改善健康狀況的期望等。

4. 了解社會環境條件

了解參加鍛鍊者或患者的生活條件、工作環境、基本的經濟狀況、可利用的運動設施和條件、有無健身和康復指導等。

二、臨床檢查和功能檢查

運動處方的臨床檢查主要包括：運動系統的檢查、心血管系統的檢查、呼吸系統的檢查、神經系統的檢查等。

(一)運動系統的檢查

1. 肌肉力量的檢查和評定

（1）肌肉力量的檢查方法。肌肉力量的檢查方法主要有：手法肌力測試、器械測試、肢體圍度的測試等。

① 手法肌力測試（manual muscle testing，MMT）：是最早應用的肌肉力量的測試方法。其基本方法是，讓受測試者在適當的位置，肌肉做最大的收縮，使關節遠端做自下向上的運動，同時由測試者施加阻力或助力，觀察其對抗地心引力或阻力的情況。表 3-7 為手法肌力測試的分級標準。

手法肌力測試的優點：適用於全身各肌肉群的測試；適用於「0」級至「5」級各級肌力的評定（而器械測試只能測試和評定「3」級以上的肌力）；使用廣泛等。其不足是：分級較粗，缺乏客觀數據。

② 器械測試：當肌力達到「3」級以上時，可利用測

表 3-7　手法肌力測試的分級標準

測　試　結　果	分級	占正常肌力%
能抗重力及正常阻力完成動作或維持姿勢、位置。	5	100
	5−	95
同上，但僅能抗中等阻力。	4+	90
	4	80
同上，但僅能抗小阻力。	4−	70
	3+	60
能抗重力完成運動或維持姿勢、位置。	3	50
加較小助力完成運動或在水平面上完成運動。	3−	40
加中等助力完成運動或在水平面上做中等幅度運動。	2+	30
加較大助力完成運動或在水平面上做小幅度運動。	2	20
見到或捫到微弱的肌肉收縮或腱收縮，無關節運動。	2−	10
	1	5
無可測知的肌肉收縮。	0	0

（引自：曲綿域等，實用運動醫學，1996。）

力計等器械進行測試。目前使用較多的器械有握力計、捏力計、背力計、手提測力計、專門的等速測力儀器等（專門的等速測力儀器有 Cybex、Biodex、Kincom 等多種牌號，測試較精確，數據用電腦進行處理）。

③ 測量肢體的圍度：肌肉力量的大小與肌肉的生理橫斷面有關，當肌肉出現萎縮、肌力下降時，肢體的圍度減小，由測量肢體的圍度可間接了解肌肉的狀況。常用的指標主要有上臂圍度、前臂圍度、大腿圍度、小腿圍度、髕骨上 5 公分的圍度、髕骨上 10 公分的圍度等。使用肢體圍

度指標時應注意肌肉和脂肪的變化均可影響肢體圍度的大小。

（2）肌肉力量耐力的測試。目前尚缺乏肌肉力量耐力的測試儀器。可由肌肉重複某動作的次數或持續的時間來間接表示肌肉的力量耐力。

（3）肌肉力量檢查的注意事項：

① 測試前需做簡單的準備活動。

② 測試的姿勢和位置要正確。

③ 測試動作要標準化。

④ 避免在運動後、疲勞時或飽餐後進行肌力的測試。

（4）肌肉力量評定的注意事項：

① 若採用不同的測試方法，其結果不同，缺乏比較性。

② 進行每次肢體肌力的測試，需做左右對比（因健康肢體的肌力，也有個體差異及生理性波動），一般兩側差異大於 10%～15%時有意義。

（5）肌肉力量檢查的禁忌症：

① 有高血壓或心臟病的患者，慎用肌力測試；有較嚴重心血管系統疾病的患者，禁用肌力測試。

② 有運動時肢體疼痛、運動系統慢性損傷等，進行肌力測試時應小心；有嚴重疼痛、積液、急性運動損傷等，禁用肌力測試。

③ 關節活動度受限時，只做等長或短弧等速的測試。

2.關節活動度的檢查

關節活動度是評定肢體運動功能的基本指標和評定關

節柔韌性的指標。

（1）主動關節活動度和被動關節活動度。主動關節活動度是指患者主動活動關節時關節活動度的大小；被動關節活動度是指在外力幫助下，所能達到的關節活動度。關節活動度的檢查應包括主動關節活動度檢查和被動關節活動度檢查，檢查結果分為以下幾種：

① 主動和被動活動均無障礙者，為正常。

② 主動和被動活動均有部分障礙者，為關節僵硬、關節內或外有骨阻滯、關節粘連、肌肉痙攣、皮膚瘢痕攣縮等。

③ 被動活動正常，而主動活動不能者，為神經麻痺。

④ 主動和被動活動均不能者，為關節僵直、關節或周圍組織有劇烈疼痛或肌肉痙攣等。

（2）關節活動度的檢查方法：

① 半圓規測角器檢查。

② 方盤測角器檢查。

③ 手部關節活動度檢查。

④ 脊柱活動度檢查。

3. 步態分析

在運動系統疾病患者的檢查中，應包括步態分析。步態分析是將生物力學的方法應用在臨床和康復中。步態分析的方法有：

（1）視診：視診的方法簡單易行。讓患者反覆行走，對其步態仔細觀察。了解正常步態的結構要素，並能識別步態中的任何變化，才能對步態進行正確的診斷。

（2）攝影分析：用攝像機將步態拍攝下來，選擇其中的關鍵畫面進行分析。用此方法可保存步態的資料，便於進行前後對比。

（3）步態分析室分析：由三維測力儀、高速攝像機、錄像機、解析儀、肌電圖儀、電腦、氣體分析儀等設備組成的步態分析室（Gait Analysis Lab），可對步態進行綜合的分析評定。

(二)心血管系統的檢查

心血管系統的檢查包括靜態檢查和動態檢查。常用的心血管系統的指標有：心率、心音、心界、血壓、心電圖等。心血管系統的功能檢查一般採用定量負荷試驗。

1. 心 率

正常的竇性心率為 60～100 次／分。心率超過 100 次／分，稱為心動過速；心率低於 60 次／分，稱為心動過緩（經過系統訓練的運動員的心率常低於 60 次／分，是心功能良好的表現，稱為運動性心動徐緩）。

2. 心 音

心臟在一個心動週期內，可以產生四個心音。正常情況下，一般檢查心臟時能聽到第一心音和第二心音。在檢查兒童少年的心音時，常可聽到第三心音，而成人出現第三心音時，屬於病理性的可能性較大。在嬰幼兒和中老年人，心臟正常時有時可聽到第四心音。

心臟出現異常的聲音為心臟雜音。在心臟舒張期出現

雜音，常表示心臟有器質性病變；在心臟收縮期出現的雜音，可分為生理性雜音和病理性雜音兩類，生理性雜音在兒童少年中較多見。出現心臟雜音時，應進行進一步的檢查，以確定心臟雜音的性質和分級。

3. 心　界

心界常採用 X 線測量的方法，在胸片上測量心臟的橫徑、縱徑和寬徑，用以下公式計算：

實測心臟面積＝0.7019 × 縱徑 × 寬徑 + 2.096

預計心臟面積（cm^2）＝0.6207 × 身高（cm）+ 0.6654 × 體重（kg）- 42.7946

用心臟實測面積與心臟預計面積比較，若超過預計心臟面積的 10%以上時，認為有心臟肥大的現象。出現心臟肥大的現象，應進一步進行檢查。

4. 心電圖

心臟的特殊激動傳導過程可以用心電圖儀，將每一心動週期中的生理電流的變化記錄下來。由對心電圖上的各種波的分析，以判斷心臟的功能。

5. 血　壓

健康成人的收縮壓 12～17.3 千帕（90～130 毫米汞柱），最高不超過 18.7 千帕（140 毫米汞柱）；舒張壓為 8～11.3 千帕（60～85 毫米汞柱），最高不超過 12 千帕（90 毫米汞柱）；脈壓差為 4～5.33 千帕（30～40 毫米汞柱）。

6. 定量負荷試驗

定量負荷試驗有：臺階試驗、一次負荷試驗、聯合機能試驗、PWC_{170} 試驗等，上述試驗的操作方法和評定標準請參考運動生理學、體育保健學、體質測量與評價等課程中的有關章節。

(三)呼吸系統的檢查

呼吸系統的功能檢查包括：肺容量測定、通氣功能檢查、呼出氣氣體分析、屏氣試驗、日常生活能力評定等多方面。

1. 肺活量

肺活量（VC）是測定肺容量最常用的指標，是指深吸氣後，做最大呼氣的氣量。正常值為：男性 3470 毫升；女性 2440 毫升。

2. 五次肺活量試驗

讓受試者連續測量五次肺活量，每次間隔 15 秒（呼氣時間在內），記錄每次肺活量的結果。五次肺活量值基本相同或有增加者為機能良好；逐漸下降者為機能不良。

3. 肺活量運動負荷試驗

先測安靜的肺活量，然後進行定量負荷運動，運動後即刻測量肺活量，共測 5 次，每一分鐘測一次，記錄測量結果。評定方法同五次肺活量試驗。

4. 時間肺活量

時間肺活量（TVC）也稱用力呼氣量，是指一次深吸氣後，快速用力將氣體呼入肺計量計內，記錄其呼氣曲線並計算出呼氣總量以及時間肺活量。正常第一秒、第二秒、第三秒時間肺活量值為 83%、96%、99%。若成人第一秒時間肺活量低於 70%，老年人低於 60%，表示有氣道阻塞。

5. 最大通氣量

最大通氣量（MVC）是指單位時間內所能呼吸的最大氣量，反映通氣功能的潛力。測定時讓受試者快速深呼吸 15 秒，測定其通氣量，乘以 4 為每分鐘最大通氣量。正常值男性為 104 升；女性為 82 升。

6. 閉氣試驗

閉氣試驗是讓受試者安靜坐位，分別測量深吸氣後的閉氣時間和深呼氣後的閉氣時間，記錄結果。正常時，吸氣後的閉氣時間，男性為 40 秒左右，女性為 25 秒左右；呼氣後的閉氣時間，男性為 30 秒左右，女性為 20 秒左右。

7. 呼吸氣體測定

使用呼吸氣體分析儀，測定通氣量、吸氧量、二氧化碳排出量等各項氣體代謝指標。

(四)神經系統的檢查

1.植物神經系統功能檢查

（1）臥倒—直立試驗。

讓受試者臥床休息 3 分鐘後，測 1 分鐘的心率，然後站立，再測 1 分鐘的心率，比較前後兩次的心率數。正常時心率數每分鐘增加 12～18 次，若超過正常值，表示交感神經興奮性增強；若增加次數在 6 次以下，表示交感神經興奮性減弱。

（2）直立—臥倒試驗。

測受試者直立位安靜時 1 分鐘的心率，然後讓受試者緩慢躺下，15 秒後再測 1 分鐘的心率，比較前後兩次的心率數。正常時心率數每分鐘減少 6～10 次。若超過正常值，表示迷走神經興奮性增強。

2.視、聽、位、味覺、體表感覺神經功能檢查

（1）視神經檢查：包括視力檢查（遠視力和近視力檢查）、視野檢查、眼底檢查等。

（2）聽覺神經檢查：包括一般聽覺神經檢查、空氣傳導檢查、骨傳導檢查等。

（3）位神經檢查：可採用「雙指（臂）試驗」「指鼻試驗」「轉椅試驗」等。

（4）味覺檢查：包括酸、甜、苦、鹹等味覺的檢查。

（5）皮膚感覺檢查：包括皮膚的痛覺、觸覺、溫度覺等淺感覺檢查。

3. 反　射

（1）淺層反射：是刺激皮膚或黏膜而引起的反射，常用的有角膜反射、腹壁反射、足趾反射等。

（2）深層反射：常用的深層反射有二頭肌腱反射、三頭肌腱反射、橈骨骨膜反射、膝腱反射、跟腱反射等。

4. 神經肌肉功能檢查

神經肌肉功能檢查在康復醫學中有重要的意義。包括坐位平衡、移動平衡、站立平衡、日常生活技巧、步行檢查等。

(五)其他系統功能的檢查

其他系統功能的檢查有：腎功能檢查、肝功能檢查、代謝功能檢查等。

三、運動試驗

運動試驗（exercise testing）是評定心臟功能、制定運動處方的主要方法和重要依據。運動試驗方法的選擇應根據檢查的目的和被檢查者的具體情況而定。目前，最常用的運動試驗是用逐級遞增運動負荷的方法測定，測定時採用活動平板（跑臺）和功率自行車。

遞增負荷運動試驗（graded exercise testing，GET），是指在試驗的過程中，逐漸增加負荷強度，同時測定某些生理指標，直到受試者達到一定運動強度的一種運動耐量試驗。

(一)運動試驗的應用範圍

1. 為制定運動處方提供依據

運動試驗能為制定運動處方提供定量的依據。進行運動試驗，能提高在運動處方實施中的安全性。

2. 冠心病的早期診斷

運動試驗（用心電圖監測）是目前最有意義的診斷冠心病的無創傷性檢查方法之一，其敏感性可高達到 60%～80%。

3. 評定冠心病的嚴重程度及心瓣膜疾病的功能

運動試驗（用心電圖監測）可作為半定量指標用於評定冠心病的嚴重程度及預後。運動試驗可用來評定心瓣膜疾病的功能。

4. 評定心臟的功能狀況

運動試驗是評定心臟功能狀況的有效方法。

5. 評定體力活動能力

運動試驗可用於評定體力活動的能力。

6. 發現運動誘發的潛在的心律失常

運動試驗可用於發現運動誘發的心律失常，其檢出率比安靜時的檢查高 16 倍。

7. 評定治療效果

運動試驗的重複性較好，可用來作為康復治療效果的評定指標。

8. 其　他

運動試驗可用在觀察運動反應的科研中；用於篩選特殊職業的人員等。

(二)運動試驗的方法

目前，運動試驗常用的方法有活動平板（跑臺）和功率自行車。曾廣泛應用的「二階梯試驗法」現已淘汰。

1. 活動平板運動試驗

活動平板（treadmill）是一種可以改變坡度和速度的步行器。活動平板運動試驗最常用的是 Bruce 方案（表 3-8），即：讓受試者在活動平板上行走，每 3 分鐘增加一級負荷（包括速度和坡度），共分 7 級，運動中不休息。運動中連續用心電圖監護。

活動平板運動實驗的優點是：運動方式自然，較接近日常活動的生理特點；運動為全身運動，容易測得最大運動強度；診斷的敏感性和特異性較高；運動強度固定，可直接測得代謝當量值；可供兒童測試；在實驗中連續用心電圖監測，提高了安全性。

活動平板運動試驗的主要缺點有：噪音大；價格較貴；佔地面積較大；運動強度較大時，不易測定生理指

表 3-8　Bruce 方案

| 分級 | 速度 | | 坡度 | 時間 | 代謝當量 |
	（公里／小時）	（公尺／秒）	（%）	（分鐘）	（METs）
1	2.7	45	10	3	5
2	4.0	67	12	3	7
3	5.5	92	14	3	10
4	6.8	11	16	3	13
5	8.0	133	18	3	16
6	8.9	148	20	3	19
7	9.7	162	22	3	22

　　註：坡度 1° =1.75%。另：對體質較弱者，可增加無坡度，速度為 2.7 公里／小時的運動。
　　（引自：曲綿域等，實用運動醫學，1996。）

標；在運動中要加強保護等。

2. 功率自行車運動試驗

　　功率自行車（bicycle ergometer）運動試驗是讓受試者連續蹬功率自行車，逐步增加蹬車的阻力而增加運動負荷，共有 7 級運動負荷，每級運動 3 分鐘。在測定的過程中，連續心電圖監測，並定時測量血壓。男性從 300 公斤‧公尺／分開始，每級增加 300 公斤‧公尺／分；女性從 200 公斤‧公尺／分開始，每級增加 200 公斤‧公尺／分。表 3-9 為功率自行車運動試驗運動負荷分級表。

　　功率自行車運動試驗的優點是：噪音小；價格較低；佔地面積較小；運動時上身相對固定，測量心電圖、血壓等生理指標較容易；受試者的心理負擔較小；運動較安

表 3-9　功率自行車運動試驗運動負荷分級表

分級	運動負荷（公斤・公尺／分）		時間（分）
	男　性	女　性	
1	300	200	3
2	600	400	3
3	900	600	3
4	1200	800	3
5	1500	1000	3
6	1800	1200	3
7	2100	1400	3

（引自：曲綿域等，實用運動醫學，1996。）

全，適合年齡較大、體力較弱的受試者使用等。

　　功率自行車的主要缺點有：對體力較好的人（如經過系統訓練的運動員），常達不到最大的心臟負荷；對體力較差尤其是兩側下肢肌肉力量不足者，常不能達到運動試驗的目的；由於局部疲勞，所測得的結果低於活動平板運動試驗等。

（三）運動試驗的禁忌症

　　（1）嚴重的心臟病（如：心力衰竭、嚴重的心律失常、不穩定的心絞痛和心肌梗塞、急性心肌炎、嚴重的心瓣膜病等）。

　　（2）嚴重的高血壓。

　　（3）嚴重的呼吸系統、代謝系統、肝、腎疾病、貧血等（如：嚴重的糖尿病、甲亢等）。

（4）急性炎症、傳染病等。

（5）下肢功能障礙、骨關節病等。

（6）精神疾病發作期間。

(四)運動試驗的中止指標

在運動試驗中出現以下症狀應立即停止運動：

（1）運動負荷增加，而收縮壓降低。

（2）運動負荷增加，而心率不增加或下降。

（3）出現胸痛、心絞痛等。

（4）出現嚴重的運動誘發的心律失常。

（5）出現頭暈、面色蒼白、冷汗、呼吸急促、下肢無力、動作不協調等。

（6）患者要求停止運動。

(五)運動試驗的注意事項

（1）避免空腹、飽餐後即刻進行運動試驗。

（2）運動試驗前 2 小時禁止吸菸、飲酒。

（3）試驗前停止使用影響試驗結果的藥物，如因病情需要不能停藥的，在分析試驗結果時應充分考慮藥物的影響因素。

（4）運動試驗前一天內不進行劇烈的運動。

（5）運動試驗前休息半小時左右。

四、體力測驗

體力測驗必須是運動負荷試驗無異常的人才能進行。體力測驗包括運動能力（肌力、柔韌性等，詳見本節第二

部分）測驗和全身耐力測驗。全身耐力測驗的運動方式是採用有氧運動，包括走、跑、游泳三種方式。目前，較多採用的有定運動時間的耐力跑（如 12 分鐘跑測驗），以及定運動距離的耐力跑（如跑 2400 公尺）。現介紹應用最廣泛的 12 分鐘跑測驗。

(一)參加12分鐘跑測驗人的條件

（1）35 歲以下，身體健康。

（2）有半年以上運動經歷。

（3）按庫珀介紹的鍛鍊計劃（見 12 分鐘跑測驗的準備練習）進行 6 週以上的鍛鍊。

(二)12分鐘跑測驗的內容

為了保證 12 分鐘跑測驗的安全性和準確性，在進行 12 分鐘跑測驗前，應先進行 6 週的準備練習。

1. 12 分鐘跑測驗的準備練習

可安排 6 週的準備練習時間，每週練習的次數為 1～3 次，練習的內容可參考庫珀介紹的鍛鍊計劃，即分 4 個階段進行以下練習：

（1）12 分鐘以快走為主，中間穿插慢跑；

（2）12 分鐘步行與慢跑交替；

（3）12 分鐘慢跑；

（4）12 分鐘按測驗要求盡力跑。

普通人在進行一個階段的鍛鍊後，應不感到沒有信心或非常疲勞，才能從上一階段進入到下一階段的練習；經

常進行耐力練習的人，可以直接從第 2 階段、第 3 階段或第 4 階段開始；經過系統訓練的人，最少也應在正式測驗前進行一次測驗跑。

2. 12 分鐘跑測驗的方法

（1）最好用 400 公尺的田徑跑道，每隔 20 公尺或 50 公尺用標誌表示。

（2）測驗前應做充分的準備活動。

（3）測驗中出現不適或異常症狀，應減慢速度或停止運動。

（4）完成 12 分鐘跑後，應進行放鬆整理活動，不要即刻停止運動。

（5）記錄受試者在 12 分鐘內所跑的距離。

(三)12分鐘跑測驗的評定標準

12 分鐘跑測驗的評定標準是按不同年齡及性別的受試者在 12 分鐘內，所跑的總距離來進行評定的，評定標準如表 3–10 所示。

五、運動處方的制定

(一)康復目的的確定

在運動處方的制定時，明確康復的目的有著非常重要的意義。因為康復目的的不同，在採用的康復手段上有很大的差別，其康復效果也完全不同。下面以心血管系統疾病的康復為例進行介紹。

表 3-10　12 分鐘跑體力測驗的評定標準

單位：公尺

年齡（歲）		13～19	20～29	30～39	40～49	50～59	60 以上
1 級（很差）	男	<2080	<1950	<1890	<1825	<1650	<1390
	女	<1600	<1540	<1500	<1410	<1345	<1250
2 級（差）	男	2080～	1950～	1890～	1825～	1650～	1390～
	女	1600～	1540～	1500	1410～	1345～	1250～
3 級（及格）	男	2190～	2100～	2080～	1985～	1855～	1630～
	女	1890～	1775～	1680～	1570～	1490～	1375～
4 級（好）	男	2500～	2385～	2320～	2225～	2080～	1920～
	女	2065～	1950～	1890～	1775～	1680～	1570～
5 級（很好）	男	2750～	2625～	2500～	2450～	2305～	2110～
	女	2290～	2145～	2065～	1985～	1890～	1745～
6 級（優秀）	男	>2975	>2815	>2705	>2640	>2530	>2480
	女	>2415	>2320	>2225	>2145	>2080	>1890

（引自：劉紀清等，實用運動處方，1993。）

1. 確定心血管系統康復的目的

在制定心血管系統康復的運動處方前，應首先排除運動處方的禁忌症。對於能夠進行運動處方鍛鍊的患者，確定其心血管系統康復的目的時，應考慮心血管系統康復的特殊性，需要根據患者的病史、心血管系統的功能狀態，謹慎地確定康復的目的，康復的目標不可定得過高。

如，心血管系統功能狀態較差的患者，其運動處方的目的可以只是：消除長期活動較少引起的生理和心理的不

良反應，或恢復日常生活能力。

例如：冠心病的康復，可分為三個階段，即急性期（住院）、恢復期（門診）和康復期。急性期康復的目的是：使患者達到初步生活自理，為出院做準備。根據此目的可選用以下活動進行康復：坐起、進餐、床上梳洗、臥位的上下肢被動活動或主動活動等。

恢復期的康復目的可定為：恢復日常生活能力、改善心肺功能等。

制定心血管系統疾病康復的目的，應充分考慮臨床醫生的建議。

2. 確定運動系統康復的目的

（1）遠期目的：在制定運動處方前，應先確定參加鍛鍊者進行康復體育的最終目的。如：能使用輪椅活動；使用拐杖行走；恢復正常步態；恢復正常生活及工作能力；恢復運動能力以參加訓練和比賽等。

（2）近期目的：是指目前進行康復的具體目的和任務，是實現遠期目的的保證。近期目的是制定運動處方中選擇運動內容、確定運動方案的依據。如：增強某個肌肉群的力量；加大某個關節的活動幅度等。

在制定近期目的時要明確以下幾點：

① 需要進行康復的部位（是哪一關節或肌群）。

② 需要康復的功能（是增加肌肉力量或是加大關節活動度）。

③ 需要增加何種力量（靜力或動力；力量或力量耐力；向心力量或離心力量等）。

④ 需要加大哪一方向的關節活動度（屈、伸或旋轉）。

遠期目的和近期目的是密切相關的。如：下肢有嚴重功能障礙的患者，其康復的遠期目的是使用拐杖行走，而近期目的則是為遠期目的實現做準備，可將增強肩帶肌、背闊肌、上肢肌等肌肉的力量定為近期目的，為使用拐杖做好準備。

(二)運動內容的選擇

選擇運動處方的運動內容時，應考慮到以下幾個方面：

（1）康復或健身的主要目的。

（2）臨床檢查和功能檢查的結果。

（3）受試者的運動經歷、興趣、愛好和特長。

（4）進行運動的環境、條件、是否有同伴和指導等。

例如：在制定目的是改善和維持心肺功能狀態的運動處方時，應選擇有氧練習，如慢跑。若鍛鍊者的年齡較大，各系統功能狀況一般，可先採用走跑交替的運動。

(三)運動強度的確定

確定運動處方的運動強度主要需規定運動強度的安全界限和有效界限。在制定運動強度時應考慮以下幾個方面：

（1）康復或健身的目的。

（2）臨床檢查和功能檢查的結果。

（3）運動試驗及體力測驗的結果。

（4）所選擇的運動內容。

（5）受試者的年齡、性別、運動經歷等。

評定運動強度的指標有：最大攝氧量（$\dot{V}O_2\,max$）、心率、代謝當量、自覺疲勞分級等。評定的具體方法見第二章第二節運動處方的內容。

目前，在運動處方的制定中，確定運動強度時常採用靶心率和自覺疲勞分級相結合的方法。即先按適宜的心率範圍進行運動，然後在運動中結合自覺疲勞分級來掌握運動強度。

(四)運動時間和運動頻度的確定

確定運動處方的運動時間和運動頻度時，應考慮以下幾個方面：

（1）臨床檢查和功能檢查的結果。

（2）運動試驗及體力測驗的結果。

（3）所確定的運動內容。

（4）所確定的運動強度。

（5）受試者的年齡、運動經歷等。

例如：一般的有氧運動健身運動處方，其運動時間在20～60分鐘。健康成人可採用中等運動強度、稍長運動時間的配合；體力弱者可採用小運動強度、長時間的配合。

運動頻度的確定、運動時間與運動強度的配合等內容，詳見本章第二節的內容。

六、運動中的醫務監督

在運動處方的實施過程中，應對受試者進行醫務監督，以確保實施運動處方的安全性。健康狀況好的鍛鍊者，可在自我監督的情況下進行運動；心血管系統疾病、

呼吸系統疾病、慢性病、臨床症狀不穩定的患者等,在實施運動處方時,應在有醫務監督的條件下進行運動。

1. 自我監督

一般健康人實施運動處方時,可採用自我監督的方法,在運動過程中注意觀察自己的健康狀況和身體功能狀態。觀察的內容有:主觀感覺(包括:運動心情、不良感覺、睡眠、食慾、排汗量等)和簡單的客觀檢查(包括:脈搏、體重、運動效果等)。

2. 醫務監督

有較嚴重疾病的患者實施運動處方時,必須在有醫生指導、有醫務監督的條件下才能進行運動。如:心臟病患者(尤其是在住院期和門診期)實施運動處方時,應具有心電監測條件和搶救條件。

七、運動處方的修改和微調

運動處方的制定最初並不固定,首先設一個「觀察期」。使患者習慣於運動,並能對實施運動處方所引起的身體反應等進行研究。然後設一個「調整期」,對運動處方的內容,反覆調整、修改,逐步確定。在以後的一個時期,相對固定進行實施,在相對固定的時期,對運動處方也要進行必要的調整。

在運動處方的實施過程中,可根據鍛鍊者的具體情況,對運動處方進行微調,以使鍛鍊者找到最適合自己條件的運動處方。

第四節　運動處方的實際應用

一、運動處方的基本格式

目前，運動處方的格式沒有統一的規定，運動處方應全面、準確、簡明、易懂。運動處方應包括以下內容：

（1）一般資料。

（2）臨床診斷結果。

（3）臨床檢查和功能檢查結果。

（4）運動試驗和體力測驗結果。

（5）運動的目的和要求。

（6）運動內容。

（7）運動強度。

（8）運動時間。

（9）運動頻度。

（10）注意事項。

（11）醫師簽字。

（12）運動處方的制定時間。

例如：力量性練習的運動處方的基本格式可以如表3-11 所示。

表 3-11　力量性練習的運動處方

姓名：＿＿＿＿＿　性別：＿＿＿　年齡：＿＿＿　日期：＿＿＿

診斷：

病史：

臨床檢查結果：

全身機能狀況：

運動系統功能：

康復的遠期目的：

康復的近期目的：

練習方法：

員荷用器械：

員荷的重量：

每組完成次數：

完成組數：

每次持續時間：

各組間休息時間：

每週練習次數：

注意事項：

處方者簽名：＿＿＿＿＿

二、運動處方舉例

(一)治療性運動處方

慢性冠心病患者的運動處方：

慢性冠心病患者運動處方的運動內容應以耐力性（有氧）運動為主，配合放鬆性鍛鍊項目；運動強度從小強度逐漸過渡到中等強度；運動時間 20～30 分鐘；運動頻度每週 3 次。具體方案如表 3-12、表 3-13。

表 3-12　慢性冠心病患者的運動處方（方案一）

姓名：＿＿＿＿＿　性別：＿＿＿　年齡：＿＿＿　日期：＿＿＿＿＿

診斷：

病史：

臨床檢查結果：

機能檢查結果：

運動試驗結果：

康復目的：由運動鍛鍊恢復體力、提高心臟功能、控制體重、降
低血脂和過高的血壓，從而控制冠心病的誘發因素，
減少復發。

運動內容：步行。

運動強度：速度為 80～100 公尺／分、心率在 100～110 次／分。

運動時間：20～30 分鐘。

運動頻度：每週 3～4 次。

配合放鬆練習：24 式太極拳，運動時間為 10 分鐘左右，每天 1
次，心率低於 100 次／分。

注意事項：在進行有氧運動前及運動後做 5 分鐘的準備活動和 5
分鐘的整理活動。在運動中出現以下情況時應停止運
動（心臟不適、氣短、心率超過 120 次／分等）。

處方者簽名：＿＿＿＿＿

表 3-13　慢性冠心病患者的運動處方（方案二）

姓名：＿＿＿＿＿　性別：＿＿＿　年齡：＿＿＿　日期：＿＿＿＿＿

診斷：

臨床檢查結果：

機能檢查結果：

運動試驗結果：

康復目的：

運動內容：走跑交替。

運動強度：走速為 50 公尺／分，跑速為 100 公尺／分。心率低於
120 次／分。

運動時間：走 1 分鐘，慢跑半分鐘，交替進行 20 次，總時間為
　　　　　30 分鐘。

運動頻度：每週 3 次。

注意事項：基本同上。

配合放鬆練習：保健操，6～8 節，心率低於 100 次／分，運動時
　　　　　　　間 10 分鐘左右，每天 1 次。

處方者簽名：_____

(二)預防、健身、健美運動處方

1. 健康成人力量練習的運動處方

　　力量練習是健康成人健身鍛鍊的重要內容，以下是美
國運動醫學會對健康成人發展肌肉素質的運動處方的建議
（表 3-14）。

表 3-14　健康成人力量練習的運動處方

姓名：_____　性別：_____　年齡：_____　日期：_____

臨床檢查結果：

機能檢查結果：

運動試驗結果：

體力測驗結果：

運動目的：發展和保持去脂體重。

運動內容：較大肌肉群的力量練習。

運動強度：中等強度。

練習組數：8～10 組。

每組練習次數：8～12 次。

運動頻度：每週 2 次。

注意事項：

處方者簽字：_____

2. 健康成人一般的健身運動處方

健康成人一般的健身運動處方應以發展和保持心肺功能為主。表 3-15 是日本推薦的健身運動處方。

表 3-15　健康成人的健身運動處方

姓名：＿＿＿＿＿　性別：＿＿＿　年齡：＿＿＿　日期：＿＿＿＿＿

臨床檢查結果：

機能檢查結果：

運動試驗結果：

體力測驗結果：

運動目的：發展和保持心肺功能，提高健康狀況。

運動內容：耐力性（有氧）運動。

運動強度：40%～70%VO$_2$ max。

運動時間：超過 20 分鐘，每週合計 70～90 分鐘。

運動頻度：每週 3～6 次。

注意事項：

處方者簽名：＿＿＿＿＿

3. 中年人減肥的運動處方

表 3-16　為中年人減肥的運動處方舉例。

表 3-16　中年人減肥運動處方

姓名：＿＿＿＿＿　性別：＿＿＿　年齡：＿＿＿　日期：＿＿＿＿

身高：＿＿＿＿＿　體重：＿＿＿

臨床檢查結果：

機能檢查結果：

運動試驗結果：

體力測驗結果：

運動目的：減輕體重，增強和保持體力，預防肥胖合併症。

運動內容：耐力性運動，如長距離步行、游泳、慢跑等。

運動強度：50%～60%VO_2max 或心率在 120～130 次／分。

運動時間：30～45 分鐘。

運動頻度：每週 3～5 次。

注意事項：鍛鍊時感覺輕鬆或吃力，可以適當調節運動強度或時間。每週適當增加運動量。運動中或運動後，身體有不適應停止運動。鍛鍊期間應適當控制飲食，注意膳食平衡。

處方者簽名：_____

三、運動處方的實施

在運動處方的實施過程中，應注意每一次訓練課的安排、運動量的監控及醫務監督。

(一)一次訓練課的安排

在運動處方的實施過程中，每一次訓練課都應包括三個部分，即準備活動部分、基本部分和整理活動部分。

1. 準備活動部分

準備活動部分的主要作用是：使身體逐漸從安靜狀態進入到工作（運動）狀態，逐漸適應運動強度較大的訓練部分的運動，避免出現心血管、呼吸等內臟器官系統突然承受較大運動負荷而引起的意外，避免肌肉、韌帶、關節等運動器官的損傷。

在運動處方的實施中，準備活動部分常採用運動強度小的有氧運動和伸展性體操，如：步行、慢跑、徒手操、

太極拳等。

準備活動部分的時間，可根據不同的鍛鍊階段有所變化。在開始鍛鍊的早期階段，準備活動的時間可為 10～15 分鐘；在鍛鍊的中後期，準備活動的時間可減少為 5～10 分鐘。

2. 基本部分

運動處方的基本部分是運動處方的主要內容，是達到康復或健身目的的主要途徑。運動處方基本部分的運動內容、運動強度、運動時間等，應按照具體運動處方的規定實施。

3. 整理活動部分

每一次按運動處方進行鍛鍊時，都應安排一定內容和時間的整理活動。整理活動的主要作用是：避免出現因突然停止運動而引起的心血管系統、呼吸系統、植物神經系統的症狀，如：頭暈、噁心、「重力性休克」等。

常用的整理活動有：散步、放鬆體操、自我按摩等。整理活動的時間一般為 5 分鐘左右。

(二)鍛鍊中運動強度的監控

在運動處方的實施過程中，應注意對運動強度的監控。一般常採用的方法有自覺疲勞分級、靶心率等。詳見本章第二節的內容。

(三)運動中的醫務監督

在運動處方的實施過程中，一般的健康人應進行自我監督，而對治療性運動處方的實施應進行醫務監督。

第四章

體育康復的功能評價

第一節　病史採集

　　病史採集是醫師對患者或知情人員（如家屬、同事等）的系統詢問而獲取病史資料的過程，是醫師診治疾病的第一步。完整和準確的病史資料對疾病的診斷和處理有極其重要的意義，它不僅可提示醫師體格檢查時的查體重點及為進一步進行實驗室檢查和輔助檢查提供線索，而且更重要的是在臨床工作中有一部分疾病僅由病史採集即可基本確立診斷。

　　病史採集在臨床上是由問診實現的，若不注意問診的技巧和方法，很可能得不到臨床診斷和處理所必需的詳細而準確的病史資料，成為臨床工作中誤診和漏診的重要原因。因此，為了保證病史採集的順利進行及採集的病史資料的可靠性和完整性，下面介紹病史採集中需要掌握的最基本的技巧與方法。

一、問診要抓住重點，條理分明

　　病史採集一般應從主訴開始，要以主訴症狀為重點，

先由簡易問題詢問開始，逐步深入進行有目的、有層次、有順序地詢問，把主訴症狀問深問透，然後再針對與鑒別診斷相關的陽性或陰性症狀進行詢問。

例如，一主訴腹痛的患者，應以腹痛為問診重點，首先詢問患者腹痛的部位和發生的時間，繼而深入詢問腹痛的性質，是否放射，什麼情況下腹痛加重，什麼情況下腹痛會減輕等，即把腹痛症狀問深問透，然後再詢問腹痛伴隨症狀，以利鑒別診斷，如腹痛伴發熱、黃疸多提示膽囊炎或病毒性肝炎；腹痛伴噁心、嘔吐和腹瀉多提示急性胃腸炎；腹痛伴尿頻、尿急和尿痛可能為泌尿系感染；腹痛伴休克多數考慮外科急腹症等。

二、要緊密圍繞病情詢問

在病史採集過程中，患者所談內容一定要緊密圍繞病情，不要離題太遠，而且還應包括該病的診療經過，如是否到醫院看過？做過哪些檢查？治療情況和療效如何？以及與該病有關的其他病史，如既往病史、個人史、月經史、婚姻生育史和家族史等。

三、一定要詢問現病史五項

飲食、大便、小便、睡眠和體重變化，不要遺漏，以了解患者的整體情況。

四、問診語言要通俗易懂

要用通俗易懂的語言詢問，避免使用患者不易懂的醫學術語生硬地詢問，如問患者是否鼻子出血，不要用醫學

術語是否「鼻衄」，問患者是否總想大便和總有拉不完的感覺，不要用醫學術語是否有「裡急後重」等，因為這些醫學術語即使是對文化程度較高的患者來說，也難免發生理解錯誤，以致結果可能會帶來一個不準確的病史資料，引起診斷的錯誤。

五、避免暗示性問診和逼問

為了保證病史資料的準確可靠性，一定要避免暗示性問診和逼問。

暗示性問診是一種能為患者提供帶傾向性特定答案的問診方式，如「你的上腹痛能在進食後減輕嗎」「你的上腹痛能在進食油膩後加重嗎」等，若患者為滿足醫師的想法而隨聲附和，可能會帶來錯誤的答案，而正確的問診應該是「你的上腹痛在什麼情況下會減輕或加重呢」。

另外，當問診過程中患者回答的問題與醫師的想法有差距時，更不能進行逼問，以逼迫患者同意醫師的想法，這樣勢必嚴重影響結果的可靠性，正確的方法應該是耐心地啟發引導患者，使其思考、回憶，從而得到滿意而可靠的回答。

六、注意問診時的態度

醫師對患者必須有高度的同情心和責任感，態度要和藹可親、耐心體貼，絕對禁忌審問式地訊問病史。這一點對保證病史採集的順利完成非常重要。

醫師開始採集病史時，常常由於患者有各種不安心情，不能很順暢有序地說出自己的病情，因此，醫師在問

診開始時就應主動創造一種體貼入微及寬鬆和諧的環境氛圍，使患者感到醫師的親切和可信，有信心與醫師合作，這對順利完成病史採集是極其重要的。

上述病史採集的技巧與方法適用於各種不同疾病的病史採集。

第二節　體格檢查

體格檢查的內容較多，而每次檢查的內容可根據不同的目的而選定，一般的綜合性體格檢查應包括：一般歷史、運動史、體姿檢查、人體測量、功能檢查以及特殊檢查等。

一、一般史

一般史包括病史和生活史。要詢問既往病史，特別是要注意詢問影響內臟器官功能和運動能力的重大病史，如心臟病、肺結核、肝炎、癲癇病等。生活史中主要應詢問生活制度、營養狀況、有無吸菸與酗酒等不良嗜好。

二、運動史

運動史應該詢問平時是否愛好體育鍛鍊、鍛鍊和訓練的項目、年限、運動水平（運動成績或等級）、運動時身體的反應、有無過度訓練或運動性傷病史以及這些傷病目前情況等。

三、體姿檢查

體姿又稱體態，是人體各個部位在空間的相對位置。

它涉及人體骨骼、肌肉等力學上的協調和平衡。正確的體姿能保持身體處於穩定狀態，保證身體各個器官的功能正常，減少肌肉和韌帶的緊張，延緩肌肉疲勞。

體姿不佳會增加肌肉、韌帶的負擔，使骨骼、肌肉、內臟器官受到異常力的作用，從而影響它們的功能，引起體質下降。

(一)直立位姿勢檢查

人體直立位的正確姿勢（圖4-1）：立正時，從後面觀，頭、頸、軀幹和兩足跟間應在一垂直線上，兩髂嵴應在一水平線上；從側面觀，頭頂（其水平延長線上）、耳屏前、肩峰、股骨大轉子、腓骨小頭和外踝尖各點應在同一直線上；脊柱呈正常生理彎曲；若不符合上述標準的，說明站立姿勢不正常。

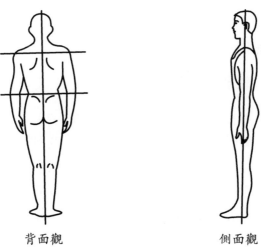

背面觀　　　　　　側面觀

圖4-1　人體直立位標準姿勢

(二)脊柱形狀檢查

檢查脊柱形狀時,應特別注意脊柱的生理曲線是否正常。所謂脊柱生理曲線是指當人體直立時,從後面正視各個棘突的連線大體上與身體中心線一致(最大偏離不超過1公分);從側面看,頸椎、腰椎略向前凸,胸椎和骶尾部向後凸;身體重心線由耳經肩、髖、膝及踝與地面垂直。這種站立姿勢可使身體前、後、左、右的拮抗肌處於最省力的平衡狀態。因此,保持脊柱的生理曲線是正確和省力的站立姿勢。

脊柱形狀異常包括脊柱側彎和生理曲線出現異常,其原因是多方面的,往往因勞動、工作、學習或運動使脊柱長時間處於被迫的姿勢所引起。如經常趴著聽課、看書、寫字容易引起圓背,射擊運動員站立過久可能引起脊柱側彎,有些患脊柱結核、佝僂病、胸廓疾病、類風濕或脊柱受傷等可引起脊柱外形的改變。

脊柱生理曲線檢查方法:

1. 脊柱前後彎曲度檢查

可採用脊柱測量計進行測量(圖 4-2),受測者脫去上衣,背靠測量計立柱,頭保持正直,脊柱(胸段)、骶部和足跟部緊靠立柱。檢查者站在側方移動立柱上小棍,使受測者脊柱的棘突與小棍接觸,然後測量立柱與小棍移動的最大距離。根據脊柱生理彎曲度,背的形狀分四種(圖 4-3):

正常背 腰部和頸部前凸分別是 1～2 公分和 3～4

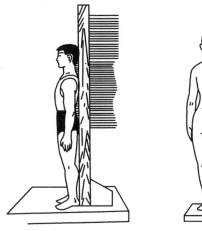

圖 4-2　脊柱前後彎曲、側彎的測量

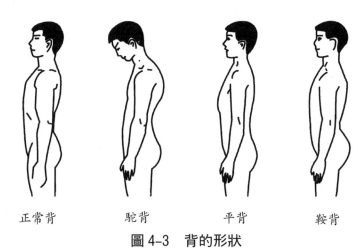

正常背　　　　　駝背　　　　　平背　　　　　鞍背

圖 4-3　背的形狀

公分。

　駝背　頸前凸和胸後凸加大。

　平背　胸後凸和腰前凸均減少，背部平直。

　鞍背　腰前凸大於 5 公分以上。

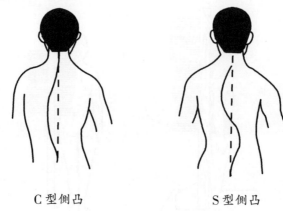

C 型側凸　　　　　　　　S 型側凸

圖 4-4　脊柱側彎類型

2. 脊柱側彎檢查

可用脊柱測量計或重錘檢查。用脊柱測量計（參見圖 4-2）檢查方法與前面所述類似。重錘法是比較常用的簡易方法。受檢查者在標準直立姿勢下充分暴露腰背部，檢查者用拇指觸摸各個棘突的位置，並作記號。然後用一繫著重錘的細繩將線的一端置於枕骨粗隆上便形成一垂線。測量垂線與棘突尖之間最遠的距離，此距離若大於 1 公分，即為脊柱側彎，根據脊柱側彎的形狀可分為「C」形和「S」形兩種（圖 4-4）。

按側彎的程度可分為下列三類：

輕度脊柱側彎　即習慣性脊柱側彎，這種側彎具可逆性，棘突偏離垂線小於 2 公分，由矯正體操可使之矯正。

中度脊柱側彎　側彎程度在 3～5 公分，但仍有一定可逆性。

　　重度脊柱側彎　側彎程度在 6 公分以上為固定性側彎，屬不可逆性，並常伴有胸廓畸形等，透過手術可使之矯正。

3. 胸廓形狀檢查

　　胸廓形狀取決於胸廓前後徑和橫徑的比例，可用測徑規或骨盆測量器進行測量。

　　（1）胸廓前後徑及橫徑測量

　　前後徑　受測者自然站立，平靜呼吸，上肢自然下垂。檢查者站於側方。胸廓前點的位置在第四胸肋關節上緣水平線與前正中線相交點；後點是與前點同一水平的棘突處，測量前後點之間的距離即為前後徑。

　　橫徑　受測者姿勢同前。檢查者站在前方。測量與前後徑同一水平面的胸廓兩側最寬處之間距離，即為橫徑。

　　（2）胸廓形狀。根據胸廓前後徑及橫徑的比例，可有以下幾種情況：

　　正常胸　兒童時期胸廓前後徑與橫徑基本相同，隨著年齡增大，橫徑逐漸加寬，成人前後徑與橫徑之比約為 3：4。

　　扁平胸　胸廓呈扁平狀，前後徑與橫徑之比約為 1：2。多見於瘦弱體質或患消耗性疾病患者（如肺結核）。

　　桶狀胸　前後徑增大明顯，呈桶狀。前後徑與橫徑之比接近 1：1，多見於肺氣腫、慢性支氣管哮喘患者和老年人。

　　雞胸　胸廓前後徑增大，橫徑縮小，胸骨下部顯著前凸，似雞的胸脯，多見於佝僂病患者。

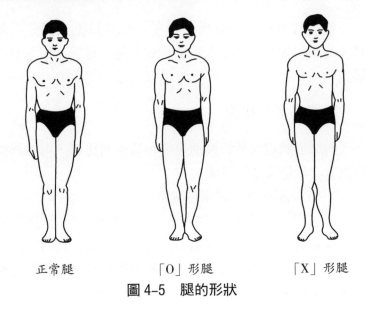

正常腿　　　　　「O」形腿　　　　「X」形腿

圖 4-5　腿的形狀

漏斗胸　較少見。胸骨下部劍突處呈顯著的凹陷，多見於先天性發育異常者。

不對稱胸　多見於一側肺萎縮、胸膜粘連等，因一側胸廓呈代償性擴大，致兩側胸廓不對稱。

4. 腿形檢查

受測者自然站立，兩腿併攏。測量者在前面，根據兩膝間或兩足間的距離，可將腿的形狀分為三種類型（圖4-5）：

正常腿　站立時兩膝和兩足能併攏或間隙不超過 1.5公分。

「O」形腿　站立時兩足跟能併攏，但兩膝間隙超過1.5公分。

「X」形腿　站立時兩膝能併攏，但兩足跟間的距離超過 1.5 公分。

5. 足弓檢查

重點檢查有無扁平足。扁平足是由於足部肌肉、韌帶鬆弛，致使足弓下陷或消失而導致足的形狀改變。兒童少年時期足弓的肌肉、韌帶發育尚不完善，如果平時缺乏體育鍛鍊，長時間站立、行走或負重，容易使足部肌肉、韌帶疲勞而鬆弛，足弓下陷。

扁平足檢查方法如下：

（1）印足印

取 16 開白紙，用 10%亞鐵氰化鉀溶液浸透後晾乾備用。再在一方瓷盤內鋪上 5～6 層紗布，將 10%三氯化鐵溶液倒入盤內，使紗布完全浸透。受試者坐在椅上，赤腳，雙腳同時踩在盤內，待足底全部浸濕後，移去瓷盤，換上前述晾乾備用的白紙，雙腳分開（與肩同寬），站立在白紙上，紙上即印出清晰的深藍色足印。

（2）畫線法

在足印上面畫三條線（圖 4-6）。

第一線　從足跟內緣到前腳掌內側緣作一切線。

第二線　從足跟中心至第三趾中心點連線。

第三線　是第一線和第二線之間夾角的等分線。

（3）評定方法

弓形足　足印不連接。

正常足　足內弓在第二線外側。

輕度扁平足　內弓越過第二線，但未越過第三線。

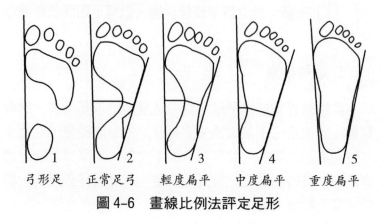

1	2	3	4	5
弓形足	正常足弓	輕度扁平	中度扁平	重度扁平

圖4-6　畫線比例法評定足形

中度扁平足　內弓越過第三線，但未越過第一線。

重度扁平足　內弓越過第一線。

四、體格測量

體格測量是了解人體生長發育情況、評價體質水平的重要手段。它在判斷體育鍛鍊效果、評定運動員訓練水平、指導科學選材等方面起到重要作用。

對體格測量的數據進行統計學分析，可研究人體形態和體質特徵、判斷體育鍛鍊的效果、探討其規律，發現問題，以便採取有效的改善措施。

為了獲得準確的測量數據，必須嚴格遵循測量的可靠性、有效性和客觀性等科學原則，做到測量方法、要求、儀器統一和標準化。再次測量時應做到與初次測量條件一致。測量儀器在使用前應進行校正。

體格測量的內容有身高、坐高、體重、胸圍、呼吸差、頸圍、腰圍、四肢圍（上臂圍、前臂圍、大腿圍、小

腿圍）、四肢各環節長（上肢全長、上臂長、前臂長、手長、下肢全長、大腿長、小腿長、足高、足背高、足長）、肩臂長和手足間距（直立摸高）、軀體寬度（肩寬、骨盆寬）以及皮下脂肪厚度等。

五、功能檢查

功能檢查包括運動系統功能檢查，如肌肉力量、關節活動幅度或伸展性的檢查；心血管系統的功能檢查，主要是定量負荷試驗；呼吸系統的功能檢查，如五次肺活量試驗、肺活量運動負荷試驗、閉氣試驗等；PWC170 試驗；最大攝氧量測定，以及神經系統、消化系統和泌尿系統的功能檢查等。

六、特殊檢查

特殊檢查包括 X 光檢查、心電圖檢查、超聲心動圖檢查、腦電圖檢查等。

體格檢查還要有初查及復查。初查是指在開始進行體育鍛鍊前，進行較全面的綜合性體格檢查，由初查以了解其身體健康狀況、各器官系統的功能水平，據此來判斷適宜參加哪些活動，並明確在體育活動中的注意事項。

檢查結果可以為制定運動方案和選擇運動方法提供依據。復查是在參加一段時間的體育鍛鍊後所進行的體格檢查，由復查可以了解其身體健康和器官功能狀況的變化情況，為評定鍛鍊效果、調整或制定新的運動方案提供依據。

第三節　肌力測定與評價

　　肌力是指肌肉興奮後收縮所產生的動力和張力，耐力則指維持一定時間收縮或多次反覆收縮的能力。決定肌力大小的因素有神經系統功能狀態、肌肉的生理橫斷面、收縮前的肌肉長度和肌肉作用力臂長度，而耐力的大小則和可以取得的肌收縮的能量有關。

一、手法肌力檢查與六級標準衡量

　　這種檢查方法為目前最常用，衡量標準已為各國學者所認可。

(一)檢查方法

　　先囑被檢查者做主動運動，注意觀察其運動的力量和幅度；然後檢查者給予一定的阻力，讓被檢查者做對抗運動，以判斷肌力是否正常。依次檢查各關節的運動力量，並注意兩側對比。

1. 上肢肌力

　　雙上肢前平舉、側平舉、後舉檢查看關節肌肉力量；
　　屈肘、伸肘，檢查肱二頭肌、肱三頭肌力量；
　　屈腕、伸腕，檢查腕部肌力量；
　　五指分開相對、併攏、屈曲、伸直，檢查各指關節肌肉力量。

2. 下肢肌力

仰臥位直抬腿、大腿內收、外展，檢查髖關節屈曲、內收、外展肌肉力量；

仰臥位直抬腿及膝關節屈曲，檢查伸髖及屈膝肌群力量；

仰臥位雙下肢伸直，踝關節跖屈、背屈、內翻、外翻，檢查踝關節肌肉力量。

(二)評定標準

0 級　完全癱瘓，肌力完全喪失。

1 級　可見到或觸摸到肌肉輕微的收縮，但無肢體運動。

2 級　肢體可在床上移動，但不能抬起。

3 級　肢體能抬離床面，但不能對抗阻力。

4 級　能做對抗阻力的運動，但肌力減弱。

5 級　肌力正常。

二、器械檢查與評定

當肌力超過 3 級時，為了進一步作較細致的定量評定，需用專門器械作肌力測試。目前常用的器械有握力計、捏力計、拉力計、等速測力器等。

器械檢查具有客觀的度量指標，但有些器械操作較麻煩或技術較複雜，因而這一方法尚未廣泛應用。

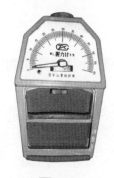

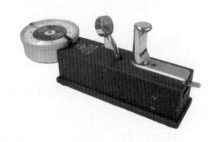

圖 4-7 圖 4-8

1. 握　力

握力用握力計測定。測試時上肢在體側下垂，握力計表面向外，將把手調節到適宜的寬度，測試 2～3 次，取最大值（圖 4-7）。以握力指數評定，高於 50 為正常。

握力指數＝握力（kg）／體重（kg）×100

2. 捏　力

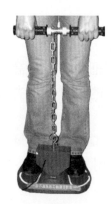

捏力用捏力計測定。測試時用拇指和其他手指的指腹捏壓捏力計即可測得。其值約為握力的 30%（圖 4-8）。

3. 背肌力

背肌力即拉力，用拉力計測定。測時兩膝伸直，將把手調節到膝蓋高度，然後用力伸直軀幹上拉把手（圖 4-9）。以拉力指數評定，正常標準為：男 150～

圖 4-9

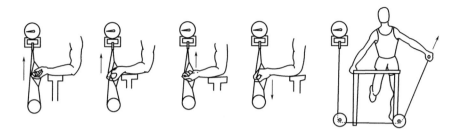

圖 4-10

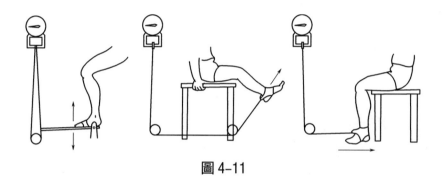

圖 4-11

200，女 100～150。

　　拉力指數＝拉力（kg）/ 體重（kg）×100

4. 四肢各組肌力測定

　　在標準姿勢下用鋼絲繩及滑車裝置牽拉固定的測力計，可測定四肢各組肌群的肌力（圖 4-10、圖 4-11）。

5. 等速肌力檢查

　　用帶電腦的 Cybex（賽百斯）型等速功能測試儀進行等速肌力檢查。這是目前較先進的測定肌力方法，其結果十

分可靠且精確（例如爆發力，可精確到小數點後兩位）。

　　賽百斯等速功能測試儀是一種在運動過程中，可以按需調節及控制速度並能將超過選擇速度的運動轉化為對抗運動阻力的儀器，即超速愈大，產生的阻力愈大。因而該儀器既可用於肌肉訓練，同時由於儀器產生的阻力是可知的，所以，亦可作為對肌肉功能和肌肉力學特性的測試和評估手段。常用於病殘程度評估、運動員篩選、工業就業人員選擇。由測試並建立數據庫，從定量客觀資料中還可用於偽裝識別、定量代償計劃的制定、公正系統評估和發展標準數據。

　　測試指標如下。

　　（1）峰力距：在每種速度運動中出現的最大力矩，此時的關節角度為最佳用力角度，在關節角度曲線的最高點。

　　（2）力距加速度：代表肌肉的潛力或收縮爆發力，係力矩產生前 1/8s 中的做功量。

　　（3）平均功率：係運動所做總功除以實際工作時間。

　　（4）峰力矩體重比：係峰力矩與體重的比值，對負重肌較有意義。

　　（5）拮抗肌力矩比：反映拮抗肌肌力平衡情況。

　　（6）耐力比：為肌肉的耐力指標，即以 240%/s 速度運動 25 次，最末 5 次與最初 5 次運動所做之功的比值。

　　等速測力系統設定的最高速度可達 500%/s。一般測定肌肉最大力量採用慢速，常用 30%/s 或 60%/s。測定速度力量採用快速，如 180%/s、240%/s，或更高的速度。快速測定還用於測定速度耐力。

　　等速功能測試儀可提供客觀的完整記錄，並擁有兩種

不同的顯示方式，數據顯示和圖表顯示方式。若進行無數次的不同科目（如不同性別、年齡或職業）測試後，可儲存成為一個規範的數據資料庫，應用愈廣泛，所儲存的數據資料越多，更可作為日後檢測的指標，並可用作比較。例如，受傷患者受傷時毫無臨床症狀，而圖表顯示系統會顯示特殊的波形，提示受傷的組織及情況，使受傷者能得到及早治療。由於該儀器設備成本高，醫療費用大，在國內尚未廣泛使用。

6. 等張肌力檢查

等張肌力檢查是指測定完成一次標準運動時能承受的最大負荷量，即 1RM 量。測定連續完成 10 次標準運動所能承受的最大負荷量為 10RM 量。

7. 肌力耐力測定

（1）腹肌耐力測試。計數連續仰臥起坐的次數，或取仰臥位膝伸直、雙腿併攏抬高 45°時所能維持的時間。

（2）背肌耐力測試。取俯臥位，以臍以上部分軀體在診斷床臺邊緣外懸空、雙手抱頸、固定雙足、挺胸使肩帶高於床臺平面，計數其能維持的時間。正常值在 2 分鐘以上。

(三)肌肉張力檢查與評定

肌張力是指肌肉在靜止狀態時的緊張度。囑被檢查者肢體完全放鬆，避免緊張，檢查者握住被檢查者肢體做被動運動，注意所感受的阻力，同時觸摸各肌肉的堅實度，檢查時注意兩側對比。正常時完全靜息的肢體肌肉具有一

定的張力。

(四)肢體圍度檢查與評定

肢體圍度的檢查使用軟尺測量，以了解肌肉萎縮或肥大的程度。測量時要求在同一位置進行，掌握合適的鬆緊度，測 2～3 次，取穩定值。

（1）上臂圍：在肱二頭肌隆起最高處，用力屈肘和放鬆下垂各測一次。

（2）前臂圍：在尺骨鷹嘴下 10 公分處，放鬆下垂位測量。

（3）大腿圍：仰臥位，取髕骨上緣上 15 公分處測量。如果是膝關節損傷者可加測髕骨上 5 公分、髕骨上 10 公分處測量。可反映股四頭肌內側頭萎縮及肌力變化情況。

（4）小腿圍：在腓骨小頭下 10 公分處測量。

肢體橫斷面積大小決定於骨骼肌肉、皮下脂肪及皮膚。肌肉和皮下脂肪的厚度可因體育運動鍛鍊而改變，使用圍度指標時應加以注意。

五、肌力測定的注意事項

肌力檢查時必須注意以下幾點：

（1）觀察肌肉收縮

即：看見肌肉收縮。肌腱張力增加以及在肌肉收縮的縱軸上出現動作。深部肌肉與小肌肉的收縮往往不能看見，只能觀察動作來判斷。微弱的肌肉收縮，例如 0～1 級，只能以肌腱的張力增加來區別，但在臨床上 2 級以下的肌力是無實用意義的，3 級才能發揮作用。

（2）肌肉收縮與關節活動

在肌力檢查中，必須注意多數關節的動作，不是單一的肌肉支配，而是一群肌肉協同收縮的結果。例如，股四頭肌的伸膝活動，以及肱二頭肌、肱肌的屈肘活動等，一旦肌肉癱瘓，則活動喪失。

（3）肌肉的代償活動

必須注意，有許多關節活動的出現，並不是由於在正常情況下支配該關節的主要肌肉的動作，而是周圍的肌肉代償活動的結果。

例如，髂腰肌癱瘓後，患者仍有屈髖動作，檢查中發現常是縫匠肌的收縮引起。當內收肌肌力不足時，患者可將膝伸至 120°，髖內旋位，利用半腱肌、半膜肌的收縮來補償內收肌的功能。

對兒童進行肌力的檢查，要特別引起注意，其代償動作極多，應仔細分析，弄清真相，避免混淆，導致錯誤。

（4）假性肌肉癱瘓

這是指由於關節失去正常的活動度，或在非功能位固定，致使對某些肌肉無法進行正確與全面的檢查。例如，髖關節屈曲畸形，多數係臀肌呈現癱瘓所致，即使這些肌肉本身並未癱瘓。但在屈髖位臀肌無法收縮，日久也必然萎縮，檢查往往肌力是「0」級，但當屈髖畸形糾正後，臀肌即可以收縮，加以功能鍛鍊，常可恢復一定程度的肌力。這類肌肉癱瘓，叫做「假性癱瘓」。

同樣，足部馬蹄畸形時，脛前肌亦有類似情況，當馬蹄畸形糾正後，脛前肌往往也可以恢復一定功能。手術前檢查，對這類肌肉必須做出正確判斷。

（5）回跳動作

這是一種模仿動作。由於完成該動作的肌肉已經癱瘓，患足不可能有這種動作，就利用其他的肌肉來複製這種動作，稱為「假動作」，常給檢查者一種錯覺，似乎這個肌肉動作依舊存在，倘若不仔細觀察，往往會被蒙蔽。

例如，趾長伸肌完全癱瘓時，屈趾肌存在，足趾不能伸。但患者，尤其兒童常使屈趾肌有力收縮以後突然放鬆，導致屈趾從極度屈曲返回正常位，往往有向背側彈跳現象，看起來似乎在伸，但實際是「屈—休息位」，而不是正常的「休息位—伸」，這類假動作，在檢查兒童時應特別注意排除。

第四節　關節活動度測定法

關節活動度是指關節運動時所通過的運動弧，有主動與被動之分。關節活動度測定是評定運動系統功能損害範圍及程度的一項主要的基本檢查方法。

一、主動關節活動度與被動關節活動度

在進行關節活動度檢查評定時，要分別評定主動關節活動度與被動關節活動度。

主動關節活動度是指被檢查者主動活動關節時關節活動度的大小；被動關節活動度為在外力幫助下，所能達到的關節活動度。

肌肉斷裂、肌肉無力、神經支配功能障礙、關節疼痛或

腫脹等，是使主動關節活動度下降的常見原因。被動關節活動度下降，主要是由於關節本身結構異常引起。主動、被動關節活動度的檢查，有助於判斷關節活動的性質。

（1）主動和被動活動均無障礙為關節活動度正常；

（2）被動活動正常而主動活動喪失顯示有神經麻痺；

（3）主動和被動活動均有障礙則顯示關節僵直、關節或其周圍組織有劇痛和肌肉痙攣；

（4）主動和被動活動均有部分障礙則顯示關節僵硬（如長期固定引起），關節內、外骨阻滯、關節粘連、肌肉痙攣、皮膚瘢痕攣縮等。

二、檢查評定關節活動度的方法

1. 定性試驗

在沒有測量儀器時，可用以下簡單試驗，檢查關節有無功能障礙。

（1）仰臥直抬腿試驗：檢查膝關節伸直位時髖關節屈曲的弧度。

被檢查者取仰臥位，雙下肢伸直，檢查者立於右側，左手置於被檢查者的膝關節上，使其下肢保持伸直，右手握住足跟，將其下肢上抬。正常人可以抬高至 70°以上，如在 30°以內即有自上而下的放射性疼痛者為陽性，見於坐骨神經痛、腰椎間盤突出或腰骶神經根炎。

（2）俯臥伸膝試驗：檢查伸膝功能。

被檢查者取俯臥位，雙足伸出床緣外，觀察兩足跟是否同等高度，足跟較高的一側有膝關節伸膝功能障礙。

（3）坐位抱膝試驗：檢查屈膝功能。

被檢查者取坐位，雙手抱膝，盡量使足跟靠近臀部，觀察兩足尖位置，足尖在前的一側有屈膝功能障礙。

（4）坐位踝關節屈伸試驗：檢查踝關節屈伸功能。

被檢查者取坐位，兩腿伸直，令做屈伸踝關節活動，觀察兩側足距屈、背屈活動幅度。

（5）站立摸足尖試驗：檢查體前屈、骨盆前傾和屈髖活動的幅度。

被檢查者取站立位，體前屈，雙手觸及地面，雙膝關節靠攏並伸直。如雙手不能觸到地面或觸及時膝關節被動屈曲，則髖關節活動障礙。

（6）仰臥肩關節屈曲試驗：檢查肩關節屈曲、上舉幅度。

被檢查者取仰臥位，檢查者幫助被檢者抬舉上肢，使肩關節屈至最大限度。如能將上肢平放於床面，上臂貼近身側，則肩關節屈曲正常。

（7）摸頸後試驗：檢查肩關節外旋功能。

令被檢查者雙手分別觸摸自己的頸後部位，如能觸到則肩關節外旋功能正常。

（8）頸部活動幅度試驗：檢查頸部前屈、後伸、左右側傾及旋轉的活動幅度。

被檢查者取坐位，背部緊靠椅背，令做低頭、抬頭、左右側傾、轉頭活動。正常低頭時下頜貼近胸部；抬頭時可看見後上方天花板；側傾時耳廓可貼近肩部（不得聳肩）；轉頭時下頜接近肩部方向。

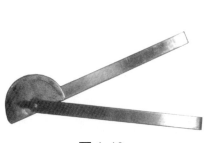

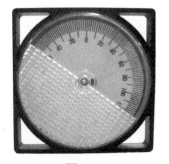

圖 4-12 　　　　　　　　　　　圖 4-13

2. 定量檢查法

使用量角器測量關節活動度可以得到定量數據，便於前後對比。

（1）量角器的種類：

①「傳統」量角器　又稱半圓規量角器（圖 4-12）。

②「重力」量角器　包括方盤量角器、液體或滾珠圓盤量角器等（圖 4-13）。

③便攜式數顯關節測量儀　可測定四肢關節、頸椎、腰椎等活動範圍，並精確到小數點後 1 位，從而提供正確可靠的依據。

④四肢關節等動測試儀　如配附件可測定腰背角度，還能由動力傳感器為各關節活動功能作客觀定量的研究。

（2）「傳統」量角器測量方法（180°方式）：

使用量角器時應先準確掌握骨性標誌及所放置的位置。量角器的中心對準關節軸心，固定臂對準近端環節的縱軸或其延長線，活動臂對準遠端環節的縱軸。對所有的

關節來說，「0」位（中立位）是開始位置，對大多數運動來說，解剖位就是開始位，180°是重疊在發生運動的人體一個平面上的半圓。關節的運動軸心就是這個半圓周或運動弧的軸心。

所有關節運動均是在0°開始並向180°方向移位。測出關節屈、伸、內收、外展、內旋、外旋的角度（圖4-14），重複測量幾次，取其中間值。實際操作過程中，因關節軸心、環節縱軸不易確定，誤差較大。

各大關節的關節活動度測量方法見表4-1。

① 髖關節：測定髖關節屈時，有直膝與屈膝兩種，記錄時應加以注明。測量伸髖時，要固定骨盆，避免骨盆上抬，注意膝關節伸直。測定髖關節內旋、外旋時，足向內移為髖關節外旋，反之為髖關節內旋。

② 膝關節：膝關節屈伸運動的軸心在股骨外髁，但沒有一個固定點，隨關節角度的變化，其瞬時關節軸的軌跡呈一弧線。膝關節屈曲的角度，可計算固定臂延長線與活動臂之間的夾角。膝關節伸時，如小腿不能平放於床面上，可計算固定臂延長線與活動臂之間的夾角，記錄為膝關節伸「負」多少度。為避免足的影響，可將足伸至床外。

③ 踝關節：踝關節屈伸軸較為複雜。由前後位觀，關節軸內高外低；由上面觀，關節軸內前外後。由足外側測量關節角度時，以外踝為關節軸心。小腿和足縱軸線之間的夾角呈90°時為中立位。

④ 肩關節：肩關節屈和外展最後達到同一上舉位置。完成這一動作是以盂肱關節為主，輔以胸鎖關節、肩鎖關

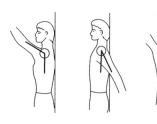
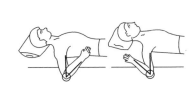

A.肩屈伸及外展檢查　　　　　　　　B.肩旋內旋外檢查

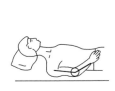

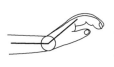
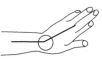

c.肘屈伸檢查　D.前臂旋轉檢查　E.腕屈伸檢查　F.腕尺、橈屈檢查

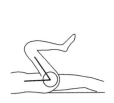

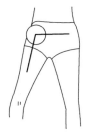
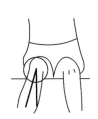

G.髖屈伸檢查　　　　H.髖外展檢查　　　I.髖旋轉檢查

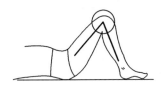
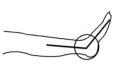
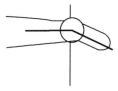

J.膝屈伸檢查　　　　K.踝屈伸檢查　　　L.足內外翻檢查

圖4-14

表 4-1 各大關節的關節活動度測量方法

關節	運動	檢查姿勢體位	量角器放置標誌			0點	正常值
			中心	近端	遠端		
肩	屈、伸	解剖位，背貼立柱站立	肩峰	腋中線(鉛垂線)	肱骨外上髁	兩尺相重	屈180° 伸50°
	外展	解剖位，背貼立柱站立	肩峰	腋中線(鉛垂線)	肱骨外上髁	兩尺相重	180°
	內、外旋	仰臥，肩外展，肘屈90°	鷹嘴	鉛垂線	尺骨莖突	兩尺相重	各90°
肘	屈、伸	解剖位	肱骨外上髁	肩峰	尺骨莖突	兩尺成一直線	屈150° 伸0°
前臂	內外旋	坐位，肩內收、肘屈90°	手掌尺側緣	鉛垂線	緊貼掌心	兩尺相重	各90°
腕	屈、伸	解剖位	橈骨莖突	前臂縱軸	第2掌骨頭	兩尺成一直線	屈90° 伸70°
	尺、橈屈	解剖位	腕關節中點	前臂縱軸	第3掌骨頭		橈屈25° 尺屈65°
髖	屈	仰臥，對側髖過伸	股骨大轉子	水平線	股骨外髁	兩尺成一直線	125°
	伸	仰臥，對側髖屈曲	股骨大轉子	水平線	股骨外髁	兩尺成一直線	15°
	內收、外展	仰臥，避免大腿旋轉	髂前上棘	對側髂前上棘	髕骨中心	兩尺成直角	各45°
	內、外旋	仰臥，小腿床外下垂	髕骨下端	鉛垂線	脛骨前緣	兩尺相重	各45°
膝	屈、伸	仰臥	股骨外髁	股骨大轉子	外踝	兩尺成一直線	屈150° 伸0°
踝	屈、伸	仰臥	內踝	股骨內髁	第1跖骨頭	兩尺成直角	屈45° 伸20°
	內、外翻	俯臥	踝後方兩踝中點	小腿後方縱軸	足跟中點	兩尺成一直線	內翻35° 外翻25°

節的活動。在外展 180°的幅度內，盂肱關節移動約佔 120°，肩胛骨移動約佔 60°。肩關節屈曲 0°～60°或外展 0°～30°時，肩胛骨幾乎不動。然後盂肱關節的運動及肩胛骨的移動約以 1：1 的比例增加。最後階段又靠盂肱關節的移

動來完成。

　　進行肩關節角度測量時，實際上是測定肩關節的聯合運動。在體表以肩峰為關節軸心。檢查肩關節屈伸時，檢查者立於被檢者側面；測量肩關節內收、外展時則站在被檢者後面。測量肩關節伸時，要求被檢者上肢在矢狀面內活動，避免同時出現外展，否則測量結果會明顯加大。

　　⑤ 肘關節：肘關節屈伸軸內低外高。由外側測量時，以肱骨外上髁為關節軸心。伸肘時，前臂如能平放在臺面上，為 0°，否則計算固定臂延長線與活動臂之間的夾角，記錄為「負」多少度。肘關節過伸者，記錄為「正」多少度。

　　（3）重力量角器測量法：

　　不論使用哪一種重力量角器，測量時應盡量使被測關節上或下的一個環節，即固定臂或活動臂處於水平位或垂直位，再測定另一臂與中立位之間的夾角。必要時可分別測定上、下兩環節的角度，再計算出關節的角度。用重力量角器測量，可免去尋找關節軸心及環節縱軸，測量技術較易掌握，且誤差較小。身體各主要關節活動度的測定方法，可參看圖 4-14。

　　（4）手部關節活動度檢查法：

　　掌指及指間關節活動度用小型半圓規量角器測量（圖4-15）。拇外展活動度測定時，拇指指間關節掌側橫紋的尺側端與掌心橫紋側端之間的距離，可作為拇外展活動度的指標（圖 4-16）。

　　（5）脊柱活動度檢查。可測量直立位向前彎腰時中指尖與地面之間的距離來評定。

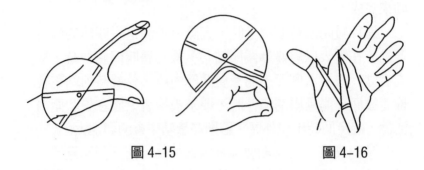

圖 4-15　　　　　　　　　圖 4-16

三、關節活動度正常值

關節活動幅度的正常值見表 4-2。

四、關節活動度測定的注意事項

（1）檢查者與被檢查者均要取正確的測量姿位，配合協調，檢查者應嚴格操作，準確掌握測量標誌。

（2）測量前應向被檢查者說明檢查的目的、方法，以取得合作。檢查的場地不宜擁擠，被檢者處於舒適的狀態，並充分暴露受測量關節。

（3）測量時，先測主動關節活動度，然後再測被動關節活動度，且兩側肢體對比測量。最後結果以被動關節活動度為準。

（4）注意不宜在運動或推拿按摩後進行。

表 4-2　各關節活動幅度正常值

部位		屈	伸	內收	外展	內旋	外旋
軀幹	頸	0～60°/70°	0～35°/45°	0～45°/55°（側屈）	0～45°/55°	0～80°/90°（旋轉）	0～80°/90°
	脊柱	0～80°/90°	0～30°/35°	0～30°/35°（側屈）	0～35°/45°	0～25°/30°（體轉）	0～25°/30°
上肢	肩	0～160°/180°	0～35°/35°	0～40°/45°	0～170°/180°	0～80°/90°（肩外展 90°）	0～80°/90°
	肘	0～135°/145°	0～5°/15°				
	前臂				0～80°/90°	0～80°/90°	
	腕	0～80°/90°	0～60°/70°	0～35°/45°（尺傾）	0～15°/20°（橈傾）		
下肢	髖	0～120°/125° 0～90°（直線）	0～5°/10°	0～5°/10°	0～35°/45°	0～35°/45°	0～35°/45°
	膝	0～130°/140°	0～10°				
	踝	0～35°/45°	0～15°/20°	0～35°/45°（內翻）	0～15°/20°（外翻）		

第五節　步態分析

一、步態的基本情況

　　從一側的足跟著地起，到此側足跟再次著地為止，為一個步行週期（gait cycle）。其中每一足都經歷了一個與地面接觸的支撐期（stance phase）及一個騰空挪動的擺動期（swing phase）。支撐期由 5 個環節構成，依次為足跟著地（heel stride，HS），腳掌著地（foot flat，FF），重心前移至踝上方時為支掌中期（midstance，MSt），身體繼續

前移至足提起時為足跟離地（heel off，HO），最後為足趾離地（toe-off）。擺動期從足趾離地開始，經加速期至下肢垂直位為擺動中期（midswing，MSw），以後經減速期止於足跟著地，一側足跟著地至另一側足跟著地為一單步（step），至同側足跟再次著地為一復步（stride）。

在步行週期中支撐長於擺動期，因此，每一步行週期中約有15%的時間即自一側足跟著地至對側足趾離地，雙腿都處於支撐期，稱為雙側支撐期（double support）。這是步行的特徵，如沒有雙側支撐，相反出現雙足騰空即為跑步。

步頻（cadence）指每分鐘的行動步數，成人為110～120步／分，快步可至140步／分。步幅（step width）指一單步移動的距離，與步頻、身高等因素有關，一般男性為70～75公分。

步行時身體重心沿一複雜的螺旋形曲線向前運動，在矢狀面及水平面上的投影各呈一正弦曲線，向前運動有交替的加速及減速。為了使重心在軸位上的運動趨於平穩，減少上下左右移動及加速從而減少能耗，配合髖、膝、踝各關節的運動，骨盆也有前後左右傾斜及水平側移。

步行時以上活動的正常變異構成各人的步態特點。因病理因素使變異超出一定範圍即構成異常步態。檢查者熟悉了正常步態的構成及常見病理步態的基本特徵後，就可以由直接觀察進行步態評定，必要時可用多維連續攝像、電子量角器及多導聯肌電圖等方法作分別或綜合的觀察，以取得肌肉、關節或身體重心在步行時的活動譜，以便與正常的活動譜進行比較分析。正常的關節活動及肌肉活動譜如圖4-17。肌肉的工作包括向心及離心收縮。

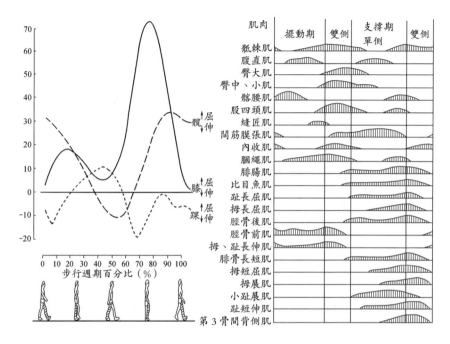

圖 4-17

　　正常步態效率很高，特別是以每小時 4.5～5 公里的速度步行時，單位距離耗能量少，此時肌電活動也最少。步行時身體前移的功實際上主要由重力及慣性提供而不是完全由肌肉收縮提供。步態異常時能耗增加，截癱及截肢時更顯著，因而使步速受限，如扶拐步行的截癱患者，步速一般限於每小時 1.6～2.4 公里。

二、常見的病理步態

　　按異常步態的病理及表現，可分以下各類：

1. 短腿步態

如一腿縮短超過 3.5 公分時，患腿支撐時可見同側骨盆及肩下沉，故又稱斜肩步，擺動時則有代償性足下垂。

2. 關節強直步態

下肢各關節攣縮強直時步態隨之改變，關節攣縮於畸形位時改變更顯著。如髖關節屈曲攣縮時引起代償性骨盆前傾，腰椎過伸，步幅縮短。膝屈曲攣縮 30°以上時可出現短腿步態。膝伸直攣縮時，擺動時可見下肢外展或同側骨盆上提，以防止足趾拖地。

足蹠屈攣縮時足跟不能著地，擺動時以增加髖及膝屈曲度來代償，狀如跨檻，故稱跨檻步。此時患肢支撐期常有膝過度伸直，可引起膝反曲。

3. 關節不穩步態

如先天性髖脫位患者步行時左右搖晃如鴨步。

4. 疼痛步態

當各種原因引起患肢負重疼痛時，患者盡量縮短患肢的支撐期，使對側擺動腿呈跳躍式快速前進，步幅縮短，又稱短促步。

5. 肌肉軟弱步態

（1）脛前肌步態：脛前肌無力時足下垂，擺動期用增加髖及膝屈曲度以防足趾拖地，形成跨檻步。

（2）小腿三頭肌軟弱時支撐後期髖下垂，身體向前推進減慢。

（3）股四頭肌步態：在患腿支撐期不能主動維持穩定的伸膝，故患者使身體前傾，讓重力線在膝前方通過，從而使膝被動伸直，此時髖微屈可加強臀肌及股後肌群的張力，使股骨下端後擺，幫助被動伸膝。在支撐早期利用膝的持續過伸作為一種代償性穩定機制常導致膝反曲。如同時有伸髖肌無力，則患者常需俯身用手按壓大腿使膝伸直。

（4）臀大肌步態：伸髖肌軟弱時，患者常使軀幹用力後仰，使重力線由髖關節後方以維持被動伸髖，並控制軀幹的慣性向前運動，形成仰胸凸肚的姿態。

（5）臀中肌步態：髖外展肌軟弱時不能維持髖的側向穩定，故患者在支撐期使上體向患側傾，使重力線在髖關節外側通過，以便依靠內收肌來維持穩定，同時防止對側髖部下沉並帶動對側下肢提起及擺動。兩側髖外展肌損害時，步行時上體左右搖擺，狀如鴨子，又稱鴨步。

6. 肌痙攣步態

因肌張力過高引起。

（1）偏癱步態：常有患足下垂、內翻、下肢外旋或內旋，膝不能放鬆屈曲，為了避免足部拖地，擺動時常使患肢沿弧線經外側回旋向前，故又稱回旋步。上臂常呈屈曲內收，擺動停止。臨床所見的偏癱步態可有較多的變異。

（2）剪刀步：又稱交叉步，多見於腦癱或高位截癱患者。因內收肌痙攣，步行時兩髖內收，兩膝互相摩擦，步態雀躍不穩。內收肌嚴重痙攣使兩腿交叉難分，步行成為

不可能。

7. 其他中樞神經損害

（1）小腦性共濟失調時，步行搖晃不穩，狀如醉漢，故稱酩酊步態。

（2）帕金森氏症或其他基底節病變時，步態短而快，有陣發性加速，不能隨意立停或轉向，手臂擺動縮小或停止，稱前衝步態或慌張步態。

8. 奇異步態

不能由已知步態解釋者應考慮是否為癔病性步態，其特點是動作表現不一貫，有時用更慢更費力的方式完成動作，與肌力檢查結果不一致，肌張力檢查時可有齒輪樣反應（cogwheel response）等。

第六節　日常生活活動能力
的測定與評定

一、日常生活活動評定的目的和意義

日常生活活動（activities of daily living，ADL）是指人們為獨立生活而每天必須反覆進行的、最基本的、具有共同性的基本動作，即衣、食、住、行、個人衛生等。日常生活活動能力對每個人都至關重要，正常人行之自如，而傷殘者則有不同程度的困難。殘損的程度愈大，對日常生活活動的影響愈嚴重。

康復訓練的基本目的就是要改善殘疾者的日常生活活動能力，因此，必須首先了解患者的功能狀況，即進行日常生活活動能力的評定。

評定就是用科學的方法，盡可能準確地從實用的角度了解並概括殘疾者日常生活的各項基本功能的狀況，即明確他們是怎樣進行日常生活的，能做多少日常活動，難於完成的是哪些項目，功能障礙的程度如何。因此，日常生活活動評定是功能評估和康復診斷的重要組成部分，是確立康復目標、制定康復計劃、評估康復療效的依據，是康復醫學中必不可少的重要步驟。

二、日常生活活動評定的內容

一般公認的日常生活活動評定可分為兩類，即軀體或基本日常生活活動（physical or basic ADL，PADL or BADL），是在每日生活中與穿衣、進食、保持個人衛生等自理活動和與坐、站、行走等身體活動有關的基本活動；工具性日常生活活動（instrumental ADL，IADL）是指人們在社區中獨立生活所需的關鍵性的較高級的技能，諸如家務雜事、炊事、採購、騎車或駕車、處理個人事物等，由於大多需借助或大或小的工具，因此稱為工具性日常生活活動能力。

1. 床上活動

包括在床上的體位變換、移動和坐姿平衡。

（1）體位變換：躺臥—坐起；向左、右翻身；仰臥—俯臥。

（2）身體移動：向上、下移動；向左、右移動。

（3）坐姿平衡：軀幹向前、後、左、右各方向活動及轉身時的平衡——保持坐穩；手臂伸向任何一方時的坐姿平衡——保持坐穩。

2. 輪椅活動

包括乘坐輪椅及對輪椅的控制。

（1）輪椅—床。

（2）輪椅—廁座。

（3）輪椅—浴室（包括淋浴和盆浴）。

（4）對輪椅的控制：對輪椅各部件的控制；推動或駕駛輪椅的方法。

3. 自理活動

包括盥洗、修飾、穿衣、進食。

（1）盥洗（個人衛生）：開關水龍頭；洗漱，包括洗臉、洗手、洗頭和刷牙；洗澡、淋浴或盆浴；對大、小便的處理，包括對尿壺、便盆及廁所的使用。

（2）修飾（個人儀表）：梳頭；刮臉；對化妝品的使用；修剪指甲。

（3）穿衣：穿、脫內衣、內褲；穿、脫套頭衫；穿、脫對襟衫；扣鈕扣、拉拉鏈；結腰帶、繫領帶；穿鞋、襪，繫鞋帶。

（4）進食：包括對餐具的使用及進食能力，持筷夾取食物；用調羹舀取食物；用刀切開食物，用叉叉取食物；用吸管、杯或碗飲水、喝湯；對碗、碟的把持，包括端碗、扶盤。

4. 閱讀和書寫

（1）閱讀書、報。
（2）書寫姓名、住址。

5. 使用電燈、電話

（1）開、關電燈。
（2）打電話：投硬幣；撥電話。
（3）接電話。

6. 使用錢幣

（1）對錢幣（錢夾）的使用。
（2）對硬幣、紙幣的使用。

7. 行　走

包括輔助器的使用及室內、外行走。
（1）輔助器的使用：使用手杖；使用拐杖；穿戴支架、支具或假肢。
（2）室內、外行走：在地板、地板革或水泥地面上行走；在碎石路面上行走；上、下路邊臺階。

8. 上、下樓梯

（1）上樓梯（有扶手或無扶手）。
（2）下樓梯（有扶手或無扶手）。

9. 乘公共汽車或小汽車

（1）上汽車。
（2）下汽車。

三、日常生活活動評定的分級

臨床上是由各種表格記錄日常生活活動評定的結果及進展情況的。

1. Barthel 指數分級

Barthel 指數（Barthel index，BI）是由 Barthel 和 Mahoney 提出的，經過多年臨床應用以及信度和效度的研究，目前是國際上通用的日常生活活動量表（表 4-3）。

Bathel 指數分級是由對進食、洗澡、修飾、穿衣、控

表 4-3　Barthel 指數

ADL 內容	獨立	較小幫助	較大幫助	完全依賴
進食	10	5	0	－
洗澡	5	0	－	－
修飾（洗臉、梳頭、刷牙等）	5	0	－	－
穿衣（繫鞋帶等）	10	5	0	－
大便控制	10	5(偶失禁)	0(失禁)	－
小便控制	10	5(偶失禁)	0(失禁)	－
用廁（拭淨、穿衣、沖洗）	10	5	0	－
床椅轉移	15	10(1人幫助)	5(2人幫助)	0
平地走45公尺	15	10(1人幫助)	5(需輪椅)	0
上下樓梯	10	5	0	－

制大小便、用廁、床椅轉移、平地行走及上下樓梯 10 項日常活動的獨立程度打分的方法來區分等級的。記分為 0～100 分，0 分表示完全依賴，100 分表示正常，40 分以下表示重度損害，41～60 分表示中度損害，61 分以上表示輕度損害。1993 年，國外提出一種修改的 Barthel 指數，稱為 MBI（modified Barthel Index），並認為 MBI 除可評定 Barthel 指數外，尚可用來預測患者的恢復（表 4-4）。

2. 功能獨立性評測

FIM（functional independence measure，功能獨立性評測）是 1987 年由美國紐約州功能評估研究中心提出的，並已成為美國醫學康復統一資料系統的重要內容，與前述日

表 4-4　MBI 分級

內容		獨立	極少依賴	中等依賴	完全依賴
Ⅰ進餐		10	5	2.5	0
Ⅱ入廁		10	5	2.5	0
Ⅲ梳洗		5	2.5	1.25	0
Ⅳ洗澡		5	2.5	1.25	0
Ⅴ更衣		10	5	2.5	0
Ⅵ體位轉移		15	7.5	3.75	0
Ⅶ行走	步　行	15	7.5	3.75	0
	用輪椅	5	2.5	1.25	0
Ⅷ上下樓梯		10	5	2.5	0
Ⅸ小便控制		10（無失禁）	5（失禁1～2次／天）	0（失禁≥3次／天）	－
Ⅹ大便控制		10（無失禁）	5（失禁1～2次／天）	0（失禁≥3次／天）	－

常生活活動評定所不同的是增加了交流能力和社會認知功能的評定。

　　該量表是由 6 個部分共 18 項內容組成，其中自理能力有 6 項、括約肌控制 2 項、轉移功能 3 項、運動功能 2 項、交流能力 2 項和社會認知功能 3 項。這些檢查內容可以反映兩個方面的功能：軀體功能（前 13 項內容）——檢查康復對象的生活行為有無殘障存在；神經心理功能（後 5 項內容）——檢查康復對象的智能有無殘疾存在。

　　FIM 量表採用 7 分制（1～7 分）的評分方法，主要根據患者執行某項任務所需的幫助程度給予記分，6～7 分表示功能獨立，1～5 分表示需要幫助，其中 7 分為完全獨立（及時地、完全地完成），6 分為能獨立完成，但需輔助用具；5 分為需要人監護；4 分為少量的幫助（主觀努力完成 75%以上）；3 分為中等度的幫助（主觀努力完成 50%～75%）；2 分為很大的幫助（主觀努力完成 25%～50%）；1 分為完全需人幫助（主觀努力完成 0～25%）。具體的檢測內容詳見表 4-5。

表 4-5　FIM 量表

評測內容	記　分	
	治療前	治療後
A. 自理		
1. 進食		
2. 修飾		
3. 洗澡		
4. 穿上衣		
5. 穿下衣		
6. 用廁		

B. 括約肌控制
　　7. 排便管理
　　8. 排尿管理
C. 轉移
　　9. 床椅轉移
　10. 衛生間
　11. 浴室／浴池
D. 行進
　12. 步行／輪椅
　13. 上下樓梯
E. 交流
　14. 視聽交流
　15. 語言表達
F. 社會認知
　16. 社會往來
　17. 解決問題
　18. 記憶能力

3. 中國的日常生活活動量表

　　1992 年陶壽熙等報導了一種可供評定腦中風患者日常生活活動能力的量表（表 4-6），經初步使用，證明其信度、效度良好，值得應用。

　　每項活動評分分 4 級：

　　1 分——完成規定動作無困難。

　　2 分——完成規定動作有輕度困難，需少量幫助或完成的速度較慢。

　　3 分——完成規定動作有很大困難，需較大量幫助，完成時間顯著慢，或僅能完成一部分。

　　4 分——根本不能完成。

　　評分≤20 分為基本正常，21～59 分為輕度障礙，60～

表 4-6　中國的評定量表（陶壽熙）

活　動　內　容	評　分
1.床上活動（指翻身活動，從臥位到床上坐起，床邊坐）	
2.床椅轉移（從床上到坐在椅子上，從椅子到床上）	
3.吃喝（包括進食、端茶杯喝水）	
4.整潔修飾（洗臉、刷牙、漱口、梳理後部頭髮、剃鬍子）	
5.穿脫衣服（穿脫上下身衣褲，脫穿襪子，繫鞋帶）。	
6.大小便控制	
7.上廁所（去廁所大小便後擦淨，穿好衣褲返回）	
8.洗澡（指進出浴盆或淋浴器，自己洗全身各部位）	
9.會陰護理（較年輕女患者）	
10.上、下一段樓梯（指 7~8 個臺階）	
11.行走 10 公尺（20 秒內完成）	
12.開小藥瓶蓋，取藥後旋緊	
13.一般家務（指室內一般清潔，鋪床疊被，做簡單飯菜或熱飯，燒開水，洗碗筷）	
14.開、關照明燈（室內照明燈或床頭燈）	
15.鎖門、開門（指進出家門時鎖門、開門）	
16.打電話（指使用電話與上班家人、朋友或單位領導商談簡單緊急事件）	
17.接通電源，調電視頻道	
18.交談、閱讀與書寫（交談一些自己的病情、閱讀報刊標題或短文、書寫自己姓名或簡單家信）	
19.算鈔票（限數量在 100 以內）	
20.戶外活動（指自己一人能到住家附近公園散步或不太遠的地方活動）	

79 分為重度障礙，80 分為能力喪失。

四、日常生活活動評定的方法

(一)直接觀察法

直接觀察法就是由測試者親自觀察受試者進行日常生活活動的具體情況,評估其實際活動能力。測定時,由測試者發出動作指令,讓受試者實際去做。譬如說「請你坐起來」「請你洗洗臉」「讓我看看你是怎樣梳頭的」等,要逐項觀察受試者進行各項動作的能力,進行評估及記錄。對於能直接觀察的動作,不要只是採取詢問的方式,而要盡力做到客觀仔細,以防止受試者誇大或縮小他們的能力。為取得較準確的結果,必須同時分析受試者的心理狀況,爭取其合作。設備完善的康復機構應設立日常生活活動測試室。

日常生活活動測試室是用來做訓練的單位。該測試室的設置既是必須評定的場所,又要盡量接近實際生活的環境條件,應備有臥室、盥洗室、浴室、廁所、廚房等必要的設備及其相應的日常生活用品,如:床、椅、水龍頭、電燈、輔助器等,而且要使一切設備、用具的安置像家裡的實際情況那樣,放在適宜的位置上,以便受試者操作。

在此環境中指令康復對象完成動作,較其他環境更易取得準確的結果,並且評定後也可根據其功能障礙在此環境中進行訓練。

(二)間接評估法

間接評估法是指對於一些不能直接觀察的動作,透過

詢問患者和家屬的方式進行了解和評估的方法。如由詢問了解患者是否能夠控制大、小便等。

第七節　殘疾評定

一、視力殘疾標準

(一)視力殘疾的定義

視力殘疾，是指由於各種原因導致雙眼視力障礙或視野縮小，經由各種藥物、手術及其他療法而不能恢復視功能者（或暫時不能通過上述療法恢復視功能者），以致不能進行一般人所能從事的工作、學習或其他活動。

視力殘疾包括：盲及低視力兩類。

(二)視力殘疾的分級

1. 盲

一級盲：最佳矯正視力低於 0.02；或視野半徑小於 5 度。

二級盲：最佳矯正視力等於或優於 0.02，而低於 0.05；或視野半徑小於 10 度。

2. 低視力

一級低視力：最佳矯正視力等於或優於 0.05，而低於 0.1。

二級低視力：最佳矯正視力等於或優於 0.1，而低於 0.3。

盲或低視力均指雙眼而言，若雙眼視力不同，則以視力較好的一眼為準。如僅有一眼為盲或低視力，而另一眼的視力達到或優於 0.3，則不屬於視力殘疾範圍。最佳矯正視力是指以適當鏡片矯正所能達到的最好視力，或以針孔鏡所測得的視力。視野<5 度或<10 度者，不論其視力如何均屬於盲。

二、聽力殘疾標準

(一)聽力殘疾的定義

聽力殘疾是指由於各種原因導致雙耳不同程度的聽力喪失，聽不到或聽不清周圍環境聲及言語聲（經治療一年以上不癒者）。

聽力殘疾包括：聽力完全喪失及有殘留聽力但辨音不清，不能進行聽說交往兩類。

(二)聽力殘疾的分級

列表如下：

級別	平均聽力損失（dBspL）	言語識別率（%）
一級	＞90（好耳）	＜15
二級	71～90（好耳）	15～30
三級	61～70（好耳）	31～60
四級	51～60（好耳）	61～70

本標準適用於 3 歲以上兒童或成人聽力喪失，經治療

一年以上不癒者。

三、言語殘疾標準

(一)言語殘疾的定義

言語殘疾指由於各種原因導致的言語障礙（經治療一年以上不癒者），而不能進行正常的言語交往活動。

言語殘疾包括：言語能力完全喪失及言語能力部分喪失，不能進行正常言語交往兩類。

(二)言語殘疾的分級

一級指只能簡單發音而言語能力完全喪失者；二級指具有一定的發音能力，語音清晰度在 10%～30%，言語能力等級測試可通過一級，但不能通過二級測試水平；三級指具有發音能力，語音清晰度在 31%～50%，言語能力等級測試可通過二級，但不能通過三級測試水平；四級指具有發音能力，語音清晰度在 51%～70%，言語能力等級測試可通過三級，但不能通過四級測試水平。

列表如下：

級別	語音清晰度（%）	言語表達能力
一級	<10%	未達到一級測試水平
二級	10%～30%	未達到二級測試水平
三級	31%～50%	未達到三級測試水平
四級	51%～70%	未達到四級測試水平

本標準適用於 3 歲以上兒童或成人，明確病因，經治療一年以上不癒者。

四、智力殘疾標準

(一)智力殘疾的定義

智力殘疾是指人的智力明顯低於一般人的水平，並顯示適應行為障礙。

智力殘疾包括：在智力發育期間，由於各種原因導致的智力低下；智力發育成熟以後，由於各種原因引起的智力損傷和老年期的智力明顯衰退導致的痴呆。

(二)智力殘疾的分級

根據世界衛生組織和美國智力低下協會（AAMD）的智力殘疾的分級標準，按其智力商數（IQ）及社會適應行為來劃分智力殘疾的等級。

列表如下：

智力水平分級	智商範圍	適應行為水平
重度一級	＜20	極度缺陷
二級	20～34	重度缺陷
中度三級	35～49	中度缺陷
輕度四級	50～69	輕度缺陷

該分級來源於韋克斯勒（Wechsler）兒童智力量表。

智商是指通過某種智力量表測得的智齡和實際年齡的比，不同的智力測驗有不同的智商值，診斷的主要依據是社會適應行為。

五、肢體殘疾標準

(一)肢體殘疾的定義

肢體殘疾是指人的肢體殘缺、畸形、麻痺所致人體運動功能障礙。肢體殘疾包括以下幾類。

（1）腦癱：四肢癱、三肢癱、二肢癱、單肢癱。

（2）偏癱。

（3）脊髓疾病及損傷：四肢癱、截癱。

（4）小兒麻痺後遺症。

（5）先天性截肢。

（6）先天性缺肢、短肢、肢體畸形、侏儒症。

（7）兩下肢不等長。

（8）脊柱畸形：駝背、側彎、強直。

（9）嚴重骨、關節、肌肉疾病和損傷。

（10）周圍神經疾病和損傷。

(二)肢體殘疾的分級

以殘疾者在無輔助器具幫助下，對日常生活活動的能力進行評價計分。日常生活活動分為八項，即：端坐、站立、行走、穿衣、洗漱、進餐、入廁、寫字。能實現一項算1分，實現困難算0.5分，不能實現的算0分，據此劃分三個等級。

1.重度（一級）

完全不能或基本上不能完成日常生活活動（0～4

分）。
　　（1）四肢癱或嚴重三肢癱。
　　（2）截癱、雙髖關節無主動活動能力。
　　（3）嚴重偏癱，一側肢體功能全部喪失。
　　（4）四肢均截肢或先天性缺肢。
　　（5）三肢截肢或缺肢（腕關節和踝關節以上）。
　　（6）雙大腿或雙上臂截肢或缺肢。
　　（7）雙上肢或三肢功能嚴重障礙。

2. 中度（二級）

能夠部分完成日常生活活動（4.5～6分）。
　　（1）截癱、二肢癱或偏癱，殘肢有一定功能。
　　（2）雙下肢膝關節以下或雙上肢肘關節以下截肢或缺肢。
　　（3）一上肢肘關節以上或一下肢膝關節以上截肢或缺肢。
　　（4）雙手拇指伴有食指（或中指）缺損。
　　（5）一肢功能嚴重障礙，兩肢功能重度障礙，三肢功能中度障礙。

3. 輕度（三級）

基本上能夠完成日常生活活動（6.5～7.5分）。
　　（1）一上肢肘關節以下或一下肢膝關節以下截肢或缺肢。
　　（2）一肢功能中度障礙，二肢功能輕度障礙。
　　（3）脊柱強直：駝背畸形大於 70°；脊柱側凸大於

45°。

（4）雙下肢不等長，相差大於 5 公分。

（5）單側拇指伴食指（或中指）缺損；單側保留拇指，其餘四指截除或缺損。

（6）侏儒症（身高不超過 130 公分的成人）。

列表如下：

級別（程度）	表　　現	計分
一級（重度）	完全不能或基本上不能完成日常生活活動	0～4
二級（中度）	能夠部分完成日常生活活動	4.5～6
三級（輕度）	基本上能夠完成日常生活活動	6.5～7.5

下列情況不屬於肢體殘疾範圍：

● 保留拇指和食指（或中指），而失去另三指者。

● 保留足跟而失去足前半部者。

● 雙下肢不等長，相差小於 5 公分。

● 小於 70°駝背或小於 45°的脊柱側凸。

六、精神殘疾標準

(一)精神殘疾的定義

精神殘疾是指精神病患者患病持續一年以上未痊癒，同時導致其對家庭、社會應盡職能出現一定程度的障礙。精神殘疾可由以下精神疾病引起：

（1）精神分裂症；

（2）情感性、反應性精神障礙；

（3）腦器質性與軀體疾病所致的精神障礙；

（4）精神活性物質所致的精神障礙；

（5）兒童、少年期精神障礙；

（6）其他精神障礙。

(二)精神殘疾的分級

對於患有上述精神疾病持續一年以上未痊癒者，應用「精神殘疾分級的操作性評估標準」評定精神殘疾的等級。

（1）重度（一級）：五項評分中有三項或多於三項評為2分。

（2）中度（二級）：五項評分中有一項或兩項評為2分。

（3）輕度（三級）：五項評分中有兩項或多於兩項評為1分。

列表如下：

社會功能 評定項目	正常或有 輕度異常	確有功 能缺陷	嚴重功 能缺陷
個人生活自理能力	0分	1分	2分
個人生活自理能力	0分	1分	2分
家庭生活職能表現	0分	1分	2分
對家人的關心與責任心	0分	1分	2分
職業勞動能力	0分	1分	2分
社交活動能力	0分	1分	2分

無精神殘疾者五項總分為0或1分。

第八節　神經肌肉電生理檢查

神經肌肉電圖是康復醫學中必不可少的檢測、評定手段，屬於神經電生理學檢查方法。將單個或多個肌細胞在各種功能狀態下的生物電活動加以檢拾、放大、顯示與記錄，透過對肌電位的單個或整體圖形的分析，以診斷疾病或評定功能的方法，稱為肌電圖檢查法（electromyography，EMG）。

應用一定參數的電流刺激運動神經或感覺神經，以引出肌肉或神經的動作電位，測定運動或感覺神經的傳導速度（motor nerve conduction velocity，MNCV；sensory nerve conduction velocity，SNCV）；或研究各種誘發電位出現的時間、電位的形態（時相）、寬度和幅度等參數，以診斷疾病，評定神經、肌肉功能的方法，稱為神經電圖檢查法（electroneurography，ENC）。

近年來，對誘發電位的研究愈加廣泛深入，目前常用的有軀體感覺神經誘發電位（simatosensory evoked potential，SSEP）、視覺誘發電位（visual evoked potential，VEP）和聽覺誘發電位（auditory evoked potential，AEP）等。

20 世紀 80 年代後期，已有報道用電、磁刺激，引出運動電位。在實際工作中常將肌電圖與神經電圖在一次檢查中結合進行，合稱為神經──肌電圖（electroneuromyography，ENMG）。

第九節　康復心理測驗

除智力殘疾和精神殘疾外，其他軀體殘疾患者也都或多或少地存在著心理障礙問題，這類問題同樣制約了他們回歸社會。因此，在患者康復的整個過程中，心理檢測是不可缺少的手段，它不僅能對臨床診斷、治療和康復技能訓練提供正確的科學的依據，還可對康復的效果予以客觀的評估。

在患者康復後，心理學家要從心理學的角度，對其職業選擇提出恰當的建議。

心理過程和心理特性遠比物理現象複雜得多，但與其他自然科學一樣，心理現象也具有量的特性，同樣是可以測定的。

心理測驗是一項科學性很強的工作，必須由受過專門訓練的、具有一定心理學基礎的人擔任。測驗時一定要客觀地、嚴格地按照每個測驗的程序和要求進行。由於每個測驗各不相同，測試和評分方法比較複雜，而且標準要求嚴謹，因此實施測驗時，一定嚴格按照每個測驗的指導手冊進行，否則結果就難以準確。這樣不僅失去了測驗的意義，還容易造成混亂和不良後果。

在康復心理學中，所用的測驗方法較多，如智力測驗、記憶力測驗、人格測驗、神經心理測驗等。要結合具體情況，靈活選擇應用。

一、智力測驗

(一)智力測驗在康復醫學中的應用

智力測驗在康復醫學、康復心理學的臨床診斷和科學研究工作中是最常用的測驗手段之一，其應用範圍很廣，可概括為以下幾點：

（1）臨床診斷和研究。智力水平與腦損傷的程度有密切關係，也就是說各種原因造成的腦損害都程度不同地影響到智力。腦損害越重，智力水平下降越明顯。因此，在康復醫療事業中，對窒息缺氧造成的腦損害、腦性癱瘓、偏癱、老年痴呆、顱腦損傷、一氧化碳中毒等疾病的診斷和研究，都需要智力檢查的幫助。

（2）大範圍和局部地區的殘疾人調研。

（3）康復的評定和追蹤。上述提及的各種腦損傷，在制訂康復計劃之前，康復過程中，以及長期隨訪、追蹤過程中，智力測試都將提供非常重要的客觀指標。

（4）康復中的職業指導。傷殘患者經過治療和康復之後，最終要回歸社會，從事適合他們身體情況的工作。如果患者肢體傷殘，但智力正常，他們可以從事一些腦力活動，如使用電子計算機、著書、當咨詢者等。另一些人，他們肢體完好可以活動，但由於大腦損傷，智力較低，這些人可以從事一些力所能及的體力活動。

（5）對不能學習的兒童的研究。有一些兒童學習成績不好，表現為學習不能（learning disability）。對這些兒童要全面分析，是由於智力低下引起的，還是由於注意力障

礙綜合徵引起的，或者是由於語言障礙引起的，智力測驗和各項分測驗的研究分析，會提供有意義的線索，做出客觀的診斷。

(二)韋克斯勒智力測驗

目前世界上最為通用的智力量表是由美國醫生韋克斯勒（簡稱韋氏）編製的智力量表。

中國的龔耀先等對韋氏成人、兒童和學前兒童智力量表作了修訂，使這些量表適合中國的國情和文化背景。它們是：

修訂韋氏成人智力量表（WAISC），適用於 16 歲以上的成人；

修訂韋氏兒童智力量表（WISC），適用於 6 歲半至 16 歲 11 個月年齡組。

韋氏智力量表是用於對學習能力的測驗，它的組合方式屬於專車式測驗，即將同一性能的分測驗集中起來，按難易進行排列。這樣組合的最大優點是可以比較各種能力。

另外，韋氏量表採取了標準分和離差智商的計算，這樣就使得量表更加準確和客觀。

(三)其他有關智力的測驗

除了韋氏智力測驗外，尚有斯坦福－比奈量表（The Stanford–intelligence scale），該量表經多次修訂，測驗對象以兒童為主。貝利嬰兒量表（Bayley scale of infant development）是美國常用的嬰兒智力量表，適用於 1 個月至 30 個

月年齡組的孩子，包括運動量表、心智量表和社會行為量表。丹佛發展篩選測驗（DDST）適用於從出生到 6 歲兒童的智能快速篩查。另外還有格塞爾發展量表（Gessell developmental schedule）、繪人測驗、圖片詞匯測驗、新生兒行為量表等。

二、神經心理測驗

神經心理學是心理學的一個分支，是神經學和心理學相交叉的一門年輕的科學，近年來越來越多地引起心理學家和醫學家的興趣。神經心理學主要研究腦——行為的關係，也就是大腦功能與心理的關係。神經心理學的研究在臨床上對腦部病變的定位、定性及早期診斷可提供有價值的客觀資料。

在復康醫學中，對顱腦損傷、腦癱、偏癱及一切引起腦損傷的疾病，可用神經心理學的方法了解腦損害的情況及殘存的功能，以便制訂康復計劃，也可作為康復追蹤的科學指標。在老年科學及其學科中，神經心理學也將發揮不可忽視的作用。

神經心理學的測驗方法很多，分單個測驗和成套測驗。單個測驗是測一種功能的方法，簡單易行，可揭示大腦的損害情況，如連線測驗、班德－完形測驗（Bender-Gestat test）、韋氏智力測驗中的數字符號測驗，都屬於這一類。成套測驗則是包括各種形式能測多種功能的一組測驗，如 Halstead–Reitan 神經心理成套測驗（簡稱 HR 神經心理成套測驗）、Luria–Nebraska 神經心理成套測驗等。

中國湖南醫科大學對 HR 神經心理成套測驗作了修

訂，稱為修訂 HR 神經心理成套測驗。

現在中國已經使用的 HR 神經心理測驗共有三套：

① 成人式：用於 15 歲以上的人；

② 少年式：用於 9～14 歲年齡組；

③ 幼年式：用於 5～8 歲年齡組。

三、人格評估

人格（personality）又稱個性，是一個人與其他人相區別的特質或特徵。

人格的定義各家說法不一。如艾森克（H. J. Eysenck）下的定義是：「人格是個體由遺傳和環境所決定的實際和潛在的行為模式的總和。」卡特樂（R. B. Catell）則認為：「人格是一種傾向，可借以預測一個人在給定情境中的所作所為，它是與個體的外顯和內隱行為聯繫在一起的。」

人格評估同樣是心理學家在康復工作中進行心理鑒定、評價和診斷的重要方面，是心理咨詢、心理治療和職業咨詢不可缺少的手段。

目前採用的人格測驗方法有多種，如投射測驗〔有羅夏墨跡測驗（Rorschach inkblot test）、主題統覺測驗等〕，主題測驗（有會談法、自我概念測量），自陳量表（明尼蘇達多相人格調查、艾森克個性問卷等）及行為觀察。

四、記憶力測驗

記憶力的測定在康復醫學中是非常重要的，尤其適用於腦損傷、老年痴呆、智力低下等的研究。它往往與智力

測驗、神經心理測驗聯合應用。

　　單項的記憶測驗較多，成套的記憶測驗較少。修訂韋氏記憶量表（Wechsler memory scale，WMS）是成套記憶測驗。中國的龔耀先於 1980 年對此量表作了修訂。

　　修訂韋氏記憶量表包括以下內容。

　　（1）長時記憶測驗：如個人經歷等。

　　（2）短時記憶測驗：如視覺再認、圖片回憶等。

　　（3）瞬時記憶測驗：如順背和倒背數目。

五、其他測驗

　　目前心理測驗種類越來越多，上面介紹的是常用的測驗。根據患者的種類不同，可以酌情選擇適當而有效的測驗。比如患者致殘後，情緒變化很大，出現焦慮、抑鬱、失望、悲觀等，這時可以選用漢密爾頓焦慮量表（Hamilton anxiety scale，HAMA）及漢密爾頓抑鬱量表（Hamilton depression Scale，HAMD）。為了測試患者的學習能力，也可將廣範圍成就測驗（the wide range achievement test）等靈活掌握運用。

第五章

運動系統傷病的體育康復

第一節　骨折的體育康復

骨質連續的斷裂稱為骨折。在劇烈運動中，特別是對抗性的活動中，骨折並非少見。

一、病因與發病機理

1. 直接暴力

骨折發生在暴力直接作用的部位，例如車輪撞擊、器械壓碰骨幹所在部位發生骨折。

2. 間接暴力

暴力由傳導、槓桿或旋轉作用而使遠處發生骨折，例如走路滑倒在地，以手掌撐地，著力點傳到橈骨、肱骨或鎖骨引起骨折。

3. 肌肉強力收縮

肌肉突然猛烈收縮，可拉斷肌肉附著處的骨質（又稱

撕脫性骨折），例如驟烈跪倒在地，股四頭肌猛烈收縮，可發生髖骨骨折。

4.疲勞性骨折

長期、反覆輕微的直接或間接作用力可集中在骨骼的某一點上而發生骨折。例如腓骨幹下的疲勞性骨折。

5.病理性骨折

骨骼病變或骨質疏鬆常可因輕微外力下即發生骨折。

骨折即刻局部組織反應及內出血引起腫脹，骨斷端畸形改變，神經末梢受刺激引起疼痛。骨折處皮膚完整，骨斷端不與外界相通，稱為閉合性骨折；骨折部位有傷口，骨斷端與外界相通者，稱為開放性骨折。骨折可合併鄰近軟組織、器官的損傷。亦可因創傷疼痛和出血等而發生休克，危及傷員生命。

二、臨床表現

骨折是嚴重創傷，多發生在工程事故、房屋倒塌或運動場上的足球、籃球比賽中。

(一)症　狀

（1）急性受傷病史。

（2）疼痛。骨折即刻由於神經暫時性抑制而麻木，可以不感覺疼痛或輕微痛。數分鐘後疼痛逐漸加重，在移動肢體時疼痛加重，妥善固定後可減輕疼痛。

（3）局部腫脹、功能障礙。骨折周圍形成腫脹包塊

（內出血所致，逐漸加大），肢體喪失部分或全部活動功能。

（4）休克。嚴重骨折可併發有休克表現，常因大出血、劇烈疼痛或併發內臟損傷引起休克。

(二)檢　查

1.骨折專有的體徵

（1）畸形。骨折斷移位後，受傷部位的形狀改變。

（2）反常活動。在肢體無關節的部位，骨折後可有不正常活動。

（3）骨擦音或骨擦感。骨折端互相摩擦時，可聽到骨擦音或摸到骨擦感。

以上三種體徵中只要發現其中之一即可確診。

2.骨折的其他表現

（1）壓痛。骨折處有局限性壓痛。

（2）體溫。一般骨折後體溫正常，嚴重骨折、血腫吸收時可有體溫升高，但一般不超過 38℃；開放性骨折者體溫升高應考慮併發感染。

3.X 線檢查

X 線檢查對於骨折的診斷有重要價值。它能顯示骨折的類型、部位、骨折線走向，以便分析暴力來源和治療的選擇。凡對可疑骨折者應常規進行 X 線檢查。X 線攝片包括正、側位，並需包括鄰近關節，有時還要加攝特定位置

或健側相應部位的 X 線片。

三、處理原則

(一)急救原則

對嚴重骨折者，首先搶救生命，如抗休克；然後包紮創口，妥善固定，保護傷肢；安全而且迅速地轉運到醫院。

(二)骨折治療

復位、固定和功能鍛鍊是骨折治療的三條基本原則。必要時採用手術治療，配合中醫中藥、理療等治療方法。

四、體育康復

骨折的癒合需要一個較長的時間，功能鍛鍊是加快痊癒、縮短病程的重要措施。

功能鍛鍊的目的是在不影響固定的前提下，盡快恢復患肢肌肉、肌腱、韌帶、關節囊等軟組織的舒縮活動，防止發生肌肉萎縮、骨質疏鬆、肌腱攣縮、關節僵硬等併發症。為了更好地進行功能鍛鍊，必須充分發揮患者的主觀能動性。

(一)早　期（傷後 1～2 週內，骨折在炎症階段）

功能鍛鍊的作用是促進血液循環、腫脹消退，減少肌肉萎縮，防止關節粘連、僵硬，促進骨折癒合過程的正常發展。

1. 鍛鍊原則

健肢帶動患肢，次數由少到多，時間由短到長，活動幅度由小到大，以患部不痛為原則。

2. 鍛鍊方法

（1）主動運動：患肢肌肉收縮運動，例如上肢握拳、吊臂、提肩運動；踝關節背屈；股四頭肌收縮、放鬆等。骨折部上下關節暫不活動。主動運動在整復復位固定後 3 天進行。

（2）被動運動：患部肌肉無力尚不能自主活動時，可採用按摩（手法應輕）幫助活動幅度小的關節等。

(二)中 期（骨折後的 4～8 週內）

這是體療康復的關鍵時期。體療的目的是加強去淤生新，防止肌肉萎縮等併發症，最大限度恢復關節活動範圍和正常功能。

1. 鍛鍊原則

動作緩慢，活動範圍由小到大，骨折上下關節逐漸活動。

2. 鍛鍊方法

（1）主動運動：受累關節各個方向的主動運動，以不引起疼痛為度，幅度逐漸增大，每一動作重複多遍，每日練習多次。

（2）助力運動：可由健肢或他人或器械作助力運動，動作平緩，運動方向及範圍均符合解剖功能。

（3）按摩：手法宜重，每日 1～2 次。

（4）作業療法：可捏泥塑，踩縫紉機等工藝活動。

(三)晚　期（骨折後 8～12 週內）

骨折已臨床癒合，固定已解除，但肢體功能尚未恢復完全。鍛鍊的目的在於盡快恢復傷部功能和肌力，使其早日重返社會。這是體育康復的主要時期。

1. 鍛鍊原則

強調運動及功能的最大限度恢復，有利於運動員早日重返運動場。

2. 鍛鍊方法

（1）動作練習：上肢做握、抓、提等動作；下肢練習步行，例如三步法、四步法。

（2）負重練習：把握物品，夾持、支持物體等。

（3）水中運動：既可運動鍛鍊，又有水療作用。

（4）等速肌肉訓練：有條件者可在等速訓練儀上進行患部肌肉訓練，使患者接受最有效的、最安全準確的力量訓練，並收到回應系統數據知道自己的狀況，加強康復信心。

第二節　肩關節周圍炎的體育康復

　　肩關節為人體內活動範圍最大的一個關節，有一個寬大的關節囊。肩關節周圍的肌肉如岡上肌、岡下肌、肩胛下肌及小圓肌的肌腱與關節囊匯合組成肩袖，為肩關節提供動態穩定。

　　肩周炎即肩關節周圍炎，是一種肩關節囊與關節周圍軟組織的慢性退行性變化的疾病。發病年齡多在 40 歲以上，女性多於男性。中國傳統醫學認為此病更為多見於 50 歲左右，所以稱為「五十肩」。該病多因肩部遭受風寒濕邪氣侵襲所致，所以又稱為「漏肩風」。因患病後肩關節僵硬，功能活動受限，好像被凍結了一樣，故又稱之為「凍肩」或「肩凝症」。

一、病因發病機理

　　病因很多，常難以鑒別。

(一)肩部病因

　　（1）肩袖損傷、肩峰下滑囊炎等。肩部的外傷或反常、超常展開運動使肌腱袖與骨、韌帶不斷摩擦，或肌肉反覆牽拉使肌腱、滑囊發生微細損傷、勞損後，盂肱關節失去正常關節腔應有的生理環境，肱骨頭關節軟骨失去正常的滑液滋養以及直接與肩峰下發生機械性摩擦至後期肱骨頭關節面發生退行性改變。任何原因所引起的炎症，都可使關節內外發生廣泛粘連。

（2）風寒濕邪的侵襲。有些老年人的正常肩關節，只要局部固定時間稍長，或感受外界風寒濕邪的侵襲，也可發生肩周炎。

(二)肩外病因

不明原因的肩周炎，有人認為是因外傷、肺部感染、腫瘤、頸椎病、心絞痛等病迫使患肢長期下垂胸旁或懸吊胸前，進而形成的關節囊的粘連。

在喙突、肩關節盂前緣及肱骨頭三個骨性結構之間有一骨性間隙，解剖上名為「喙肱間隙」。肱骨外旋時此間隙增寬，內旋時縮小，間隙內軟組織受擠壓，如持續時間過久，即可出現缺血性改變。早期為可逆性，缺血、水腫引起周圍組織炎性反應。炎症可刺激肩胛下肌，引起該肌的保護性痙攣，使肱骨保持在內收、內旋位，造成喙肱間隙繼續受壓，促使病程進一步發展至壞死（不可逆性）以及壞死周圍軟組織嚴重的炎性反應。病程反覆最後纖維化、變性與疤痕形成，使肩關節活動嚴重限制。

二、臨床表現

起病緩慢，中年女性患者居多；運動員中以游泳、網球、排球、乒乓球、高爾夫球、冰球等多見。常在不知不覺中發病。

(一)症　狀

肩周炎多為單側發病，也有極少數患者雙側同時發病。臨床早期肩前部痛，有時痛向頸部、肘部放射，活動

後加重。後期肩部疼痛，活動障礙，有時夜間痛醒，以內、外旋及外展障礙為主，對伸屈活動影響較少。患者常不能做背手、梳頭、繫腰帶、穿衣、洗臉等動作。

(二)檢　查

（1）肩部肌肉僵硬、緊張或肌肉萎縮，活動受限，被動外展時劇痛，常需聳肩。

（2）鎖骨下、喙突與肱骨頭之間壓痛明顯；擠壓喙肱間隙引起劇痛為喙肱擠壓試驗陽性。

（3）X線檢查不能顯示病損而無大意義。但可見關節間隙縮小，或肩部骨質疏鬆，肩關節造影後期可見關節容量明顯減小。

三、處理原則

急性發作期應休息，可局部封閉止痛、理療、針灸、按摩及消炎；置上臂於外展 30°位，積極功能鍛鍊是重要的治療方法；如果喙肱韌帶、肩袖間隙疤痕形成可手術切除上述組織。

四、體育康復

肩周炎的治療主要施行按摩和醫療體操。醫療體操可分為主動運動、擺動運動和牽伸運動等。主動運動是練習肩關節向各個方向的活動，尤其是外展、外旋和內旋等運動。擺動運動是身體前屈，雙臂自然下垂，做前後、內外的放鬆擺動和繞環練習。隨著症狀的好轉，可適當地做負重擺動練習，要求盡量增大活動幅度，但不應引起明顯疼

痛。每次練習應擺動 30～50 次。此外，應做牽伸攣縮肌群的練習，如牽伸斜方肌、胸大肌和背闊肌等，以及放鬆攣縮的肩袖，如做內旋和外旋的放鬆性練習。

1. 下垂擺動

患者體前屈，使患肢放鬆下垂，然後做前後、左右放鬆擺動。注意必須在肩周肌群充分放鬆下擺動才能取得療效。每次擺動至手指有麻木感為止，每天 2～3 次。

也可在下垂擺動後休息片刻，再做持重下垂擺動，重量宜從 0.5kg 開始，逐漸增加，直至 5～10kg（以不產生疼痛，從而不誘發肌肉痙攣為宜）。擺動 30～50 次對鬆解粘連會更有利。

2. 體操棍運動

選擇 1.2 公尺長木棍一根，在健側上肢幫助下進行下列肩關節運動（圖 5–1）。

第一節　持棍前上舉運動

預備姿勢：兩手持棍，稍寬於肩，下垂於體前，分腿直立。

動作：（1）兩手持棍，直臂前上舉（圖 5–1A）；（2）還原成預備姿勢。重複 10～20 次。

第二節　棍後置運動

預備姿勢：同第一節。

動作：（1）兩臂持棍前上舉，再屈肘置棍於肩後，兩

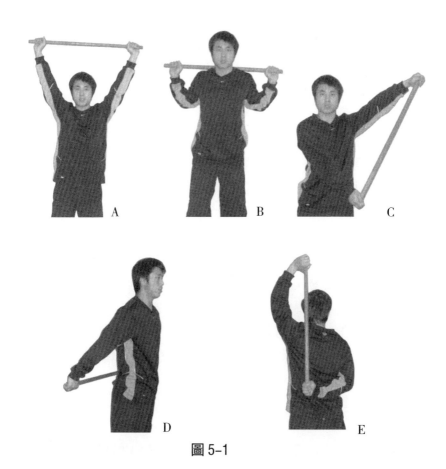

圖 5-1

肩外展後張（圖 5-1B）；（2）還原成預備姿勢。重複 10～12 次。此動作鍛鍊肩外展、外旋功能。

第三節　持棍側舉運動

預備姿勢：兩手持棍兩端，下垂於腿前，分腿站立。

動作：（1）一臂伸直經側上舉，另一臂稍屈肘將棍向

對側上推（圖 5-1C）；（2）還原成預備姿勢。（3）、
（4）向另外一側側上舉。左右各重複 6～8 次。此運動向
患側推舉時，鍛鍊患側肩關節的外展功能，向健側推舉
時，鍛鍊患側肩關節的內收功能。

第四節　持棍後舉運動

預備姿勢：兩手於體後持棍，分腿站立。

動作：（1）兩臂盡量後舉（圖 5-1D）；（2）還原成
預備姿勢。重複 8～12 次。此動作鍛鍊肩關節後伸功能。

第五節　持棍體後上拉運動

預備姿勢：體操棍縱置於體後，健側手在上，虎口向
下握棍上端，患側手虎口向上握棍下端。

動作：（1）健側手將棍向上拉，患側手隨棍上提（圖
5-1E）；（2）還原成預備姿勢。重複 8～12 次。此動作
鍛鍊肩關節內旋、內收功能。

3. 滑輪運動

在 3 公尺高處固定一個滑輪，穿上一根繩子，其兩端
繫兩個把手。患者兩手分握兩個把手。主要利用健側手由
滑輪拉動患側手，使患側肩關節經前、側、後各方向向上
運動，以擴大各方向的運動範圍（圖 5-2）。

第一節　前上舉運動

預備姿勢：兩手持環，健側臂在前上，患側臂在前
下，分腿站立。

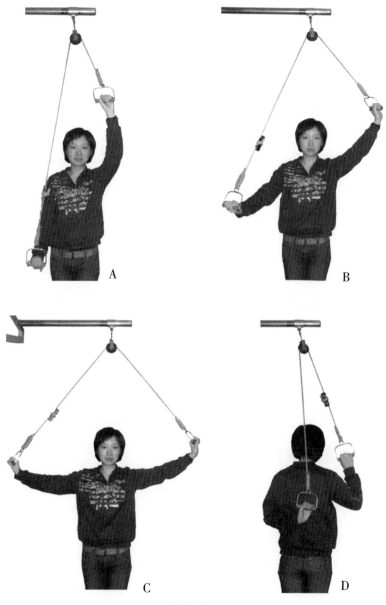

圖 5-2

動作：（1）健側手向下拉，患側臂前上舉（圖5-2A）；（2）還原成預備姿勢。重複 15～30 次。

第二節　肩外展運動

預備姿勢：兩手各握環，健側手在側上，患側手在側下，分腿站立。

動作：（1）健側手側下拉，患側手隨著側上舉（圖5-2B）；（2）還原成預備姿勢。重複 15～30 次。

第三節　肩帶固定下肩外展

預備姿勢與動作：同第二節，但需用一固定帶固定肩胛骨和鎖骨（圖5-2C），固定的作用是限制肩帶的代償運動，是單純鍛鍊肩肱關節的運動。

第四節　體後上拉運動

預備姿勢：健側臂上舉握環，患側臂屈肘於體後握環。

動作：（1）健側手向下拉，患側手隨著後上提（圖5-2D）；（2）還原成預備姿勢。重複 15～30 次。

4. 肋木運動

第一節　手爬肋木運動

預備姿勢：面向肋木站立。

動作：（1）患手在肋木上由下逐漸向上摸爬至最高點為止（圖5-3A）；（2）還原成預備姿勢。重複 12～16 次。

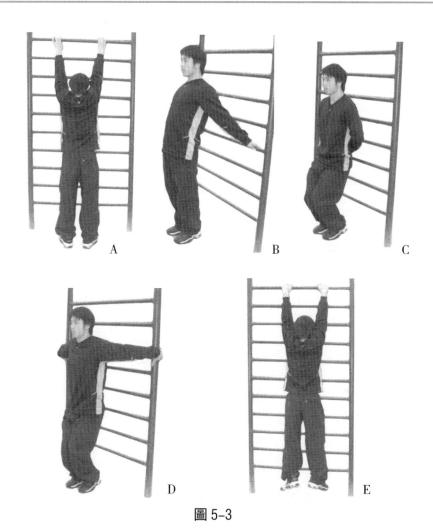

A B C

D E

圖 5-3

第二節 挺身牽拉運動

預備姿勢：背向肋木站立，兩手背後握肋木。

動作：（1）兩臂伸直，身體重心前移，挺胸、腰，使肩關節後伸拉開（圖 5-3B）；（2）還原成預備姿勢。重

複 15～20 次。

第三節　背後握肋木下蹲運動

預備姿勢：背向肋木站立，兩肘屈曲，兩手心向上握肋木。

動作：（1）兩手握住肋木，屈膝下蹲（圖 5-3C）；（2）還原成預備姿勢。重複 8～12 次。

第四節　兩臂側舉握肋木下蹲運動

預備姿勢：背向肋木站立，兩臂側舉，虎口向下握肋木。

動作：（1）兩膝屈曲下蹲至最大範圍，肩外展（圖 5-3D）；（2）還原成預備姿勢。重複 8～12 次。

第五節　懸吊運動

預備姿勢：兩手握住肋木，兩腳站在肋木橫槓上。

動作：（1）兩腳懸空，整個身體懸吊於肋木上（圖 5-3E）；（2）稍停片刻後，還原成預備姿勢。重複 3～5 次。

5. 甩球運動（甩帶襻的實心球）

預備姿勢：兩腿分立，患側手握住網襻，網內裝 5 公斤的實心球。

動作：（1）由前向後作 360°範圍的甩球運動（圖 5-4）；（2）由後向前做相反方向的甩動，然後再做由裡向外和由外向裡的側向甩動。甩球的速度越快，離心力越

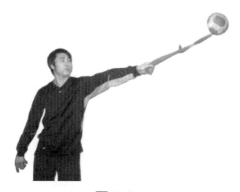

圖 5-4

大，肩關節牽拉開的作用越大。

五、注意事項

（1）進行肩關節各種活動時，上體要保持正直，避免腰部活動代償，使肩關節達到最大活動範圍。

（2）鍛鍊中允許有輕微的疼痛，切勿因此而停止鍛鍊。每日鍛鍊 1～2 次，必須持之以恆才能取得良好效果。

（3）在體療中應盡可能地利用器械及健側上肢的力量幫助患側肩關節進行活動。

（4）在生活中要盡量利用患側手進行力所能及的操作，才能鞏固鍛鍊的效果。

第三節　腰背痛的體育康復

腰背痛是一綜合症狀，而不是獨立的一個病名。腰背痛是指腰下部、腰骶、背部肌肉和腰背筋膜（有的學者認為不包括在內）損傷等引起的疼痛。

腰背痛相當常見，病因很多，臨床表現不一，反覆發作，病程長，影響工作和生活。診斷和治療有一定困難，常與職業、老年性病損有關。

一、病因發病機理

腰背痛是多因素引起的，這裡只列出一些常見的發病原因。

（1）急、慢性損傷：

包括骨與關節（含椎間盤）、肌肉與筋膜、韌帶與關節囊、血管與神經等損傷。常因動作不正確或身體負重過大，超過了所能承受的範圍，或奔跑時踩滑閃腰等均可致腰背肌肉、筋膜不同程度損傷。急性勞損未治愈而遷延成慢性。此病常見於運動員或體力勞動者。

（2）退行性病變：

椎間盤退行性改變，包括腰椎間盤突出、骨刺（骨質增生）、骨質疏鬆症、老年性駝背、假性腰椎滑脫、繼發性腰椎管狹窄等。多見於中老年人，也是衰老因素所致。

（3）功能性缺陷：

不良體姿、扁平足、下肢不等長、妊娠等；某些運動或勞動，需長時間處於某種體位下工作，形成靜力性肌肉勞損。

（4）先天性脊柱畸形：

常見的有隱性脊柱裂、腰椎骶化、骶椎腰化、腰椎滑脫、脊柱側凸等。畸形可使一部分脊柱失去正常結構，削弱脊柱的穩定性，可能使脊柱及周圍組織易受到牽拉、擠壓或外傷，從而發生腰痛。

（5）其他因素：

泌尿生殖系病變、內分泌失調、腫瘤等可引起腰背痛。當這些疾病去除以後，腰痛也隨之消失。

（6）誘因：

腰背痛患者常因受涼、風濕或勞累後誘發，與天氣變化相關。由於寒冷刺激，影響腰背肌肉筋膜血液動力學的變化，導致肌肉血供障礙、肌纖維緊張痙攣而發作。

中國醫學認為本症是風寒濕痺、氣滯血淤或肝腎陰虛所致腰部僵硬、活動不利、酸脹疼痛等。

二、臨床表現

慢性病程，時輕時重，遷延不癒，常見於中年以上人群。

1. 症　狀

部分患者有急性外傷史，如閃腰（常在打噴嚏、咳嗽、提重物體姿不正確發生）或某些體育運動項目，例如賽艇、皮划艇、自行車等體姿固定長久引起慢性勞損。腰背部疼痛為一主要症狀，多為鈍性沉重感或銳痛、酸痛、脹痛，疼痛範圍較大，可放射到臀部和大腿後、外側。自覺背部肌肉發緊、較硬，休息後好轉，勞累後復發。

2. 檢　查

（1）壓痛：

壓痛點與損傷的解剖位置有關。常可在髂嵴或腰 5、骶 1 兩側的骶棘肌處壓痛、肌肉僵硬；腎臟病變者可在背

區（肋脊角）壓痛與叩痛。

（2）背肌耐力試驗：常不超過 1 分鐘。

（3）X 線檢查：

對本病無診斷意義，但可幫助尋找腰背痛的病因，例如脊柱畸形、泌尿系疾病等。

（4）磁共振成像（MRI）：

對軟組織的病損有較高的分辨率，對髓核突出或脫出、椎體後緣的骨質增生等病理變化有較大的診斷價值。

三、處理原則

急性腰背痛發作時局部封閉止痛、理療、針灸、推拿等有緩解症狀作用。注意保溫防濕，保持正確體姿。

四、體育康復的方法

腰背痛的治療方法雖然很多，但卻不能根治，容易復發。反覆的腰痛限制了腰部活動，久之導致肌肉萎縮、脊柱關節不穩定。因此，加強腰背肌肉鍛鍊，提高軀幹活動功能是體療的重要措施。

以下介紹幾種增強腰背肌訓練的方法。

1.「飛燕點水式」鍛鍊法

患者俯臥於床上，兩臂自然放於體側，先讓患者兩臂伸直後伸→頭後伸→胸背隨後伸離開床面，學會上述動作後再讓患者雙下肢伸直併攏向後上方抬高，最後把上、下肢及頭軀幹的動作協調起來，只讓腹部著床，保持 5～10 秒鐘，然後上、下肢及頭、軀幹放下貼床，休息 5～10 秒

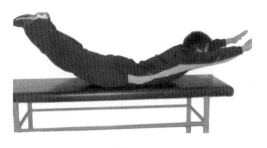

圖 5-5

鐘，再進行上述動作，如此重複進行 10 次（圖 5-5）。

每天鍛鍊 2 遍，第 2 天每遍增加 2 次動作，如此每日遞增，一般增加到 30～60 次。但要注意運動量的增加以鍛鍊後不感疲勞和疼痛不加重為宜；如果鍛鍊後出現上述不適應，應減到原來次數，1～2 天後再增加運動量。

早晚鍛鍊，並堅持 3 個月。

2.「拱橋式」鍛鍊法

患者仰臥於床上，兩上臂自然放於體側，雙膝盡量屈曲，讓臀部高高抬起懸空，保持 5～10 秒鐘，然後輕輕放下，休息 5～10 秒鐘，再進行上述動作，如此重複進行 10 次（圖 5-6）。

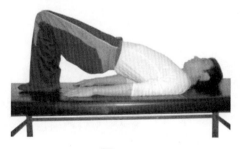

圖 5-6

每天鍛鍊遍數、遞增運動量、堅持時間及注意事項與「飛燕點水式」相同。

3. 腰背肌鍛鍊的醫療體操

（1）屈踝運動（圖 5–7A）。

（2）交替屈伸腿運動（圖 5–7B）。

（3）轉體擊拳運動（圖 5–7C）。

（4）橋式運動（圖 5–7D）。

（5）伸臂運動（圖 5–7E）。

（6）交替直抬腿運動（圖 5–7F）。

（7）抱腿呼吸運動（圖 5–7G、圖 5–7H）。

（8）伏地挺胸撐起運動（圖 5–7I、圖 5–7J）。

（9）直腿前屈後伸運動（圖 5–7K）。

（10）直腿後上抬運動（圖 5–7L）。

（11）仰頭挺胸運動（圖 5–7M）。

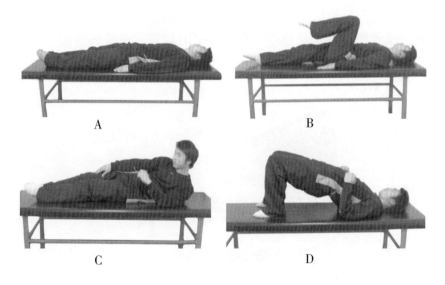

A

B

C

D

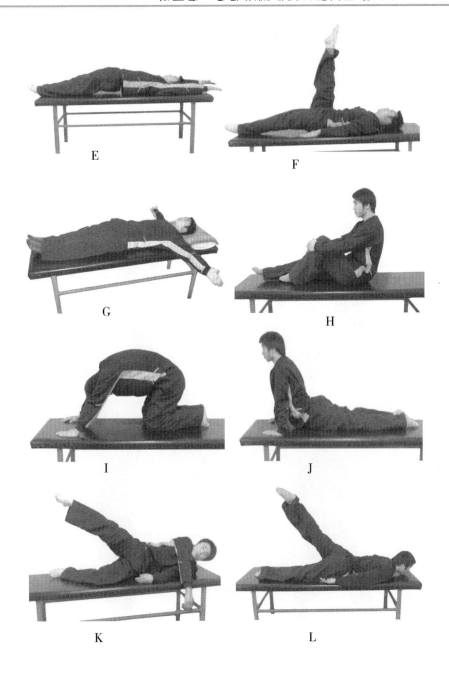

E

F

G

H

I

J

K

L

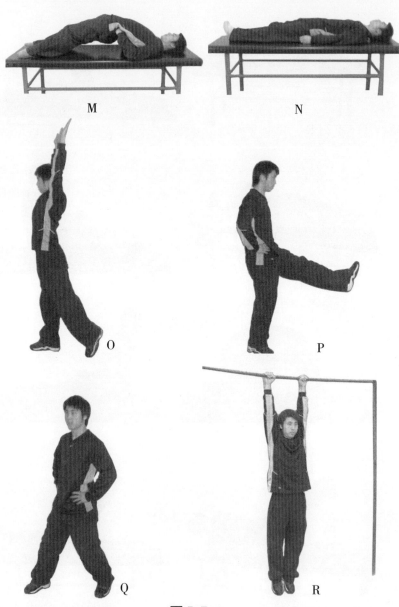

圖 5-7

（12）直腿伸髖運動（圖 5-7N）。

（13）挺腰伸展運動（圖 5-7O）。

（14）踢腿運動（圖 5-7P）。

（15）轉腰運動（圖 5-7Q）。

（16）懸掛運動（圖 5-7R）。

上述每個動作重複練習 6～8 次或 10～12 次。

4. 自我按摩法

（1）用手掌揉腰部 20～30 次；

（2）用肘部撥揉腰椎兩側（痛點處）20～30 次。

（3）用掌根部按壓腰部，快速上下抖動 15～20 次。

以上手法，每日早晚各 1 次。

第四節　脊柱畸形的體育康復

脊柱發育畸形和扁平足在中國青少年中發病率高，嚴重影響青少年的身心健康，並影響到以後的工作勞動能力。因此，及早發現和矯治脊柱發育畸形疾患有著重要的意義。

人體直立的標準姿勢應該是：從背面觀，兩足併攏站立，頭頸、脊柱、臀裂和兩足跟間應在一條垂直線上，兩側肩峰、肩胛骨、髂嵴上緣的高度一致，兩側腰角對稱；從側面觀，頭頂、耳屏前、肩峰、股骨大轉子、腓骨小頭和外踝尖各點應在一條垂直線上，脊柱外形呈現四個生理彎曲：即頸段和腰段向前，胸段和骶尾段向後彎。

如果從背面看脊柱不是筆直的，脊柱的某一段偏離身

體中線稱脊柱側凸畸形，或者從側面看頸段、腰段彎曲過深、過淺稱脊柱前凸或後凸畸形。脊柱的異常彎曲必然影響直立姿勢。

一、病因發病機理

引起脊柱發育畸形的常見原因有：

（1）先天性因素，例如先天性半椎體、楔形椎體等先天性畸形可引起脊柱側凸。

（2）脊柱本身疾患所致，例如脊椎結核、佝僂病等，病變常發生在胸腰段，出現脊柱前凸或後凸。

（3）脊柱兩側肌力不平衡，一側受傷疤痕攣縮，或一側肢體短縮等引起脊柱側凸。

（4）身體長期處於某種特定姿勢，例如伏案作業、彎腰騎車、打乒乓球等，引起姿態性脊柱側凸，常發生於青少年兒童，畸形不嚴重，只是一種暫時性的缺點，易於主動矯正。

（5）病因不明的脊柱畸形，有報道顯示 80%的脊柱側凸病因不明。

脊柱畸形的早期尚無組織結構上的改變，多屬於機能性的，畸形呈可逆性，是由於脊柱周圍肌肉無力、疲勞所致，體療的效果最好。

脊柱畸形的中期，已出現凹入側肌肉韌帶攣縮，凸出側肌肉韌帶被拉長等組織結構上的改變，體療可逐步牽引拉伸攣縮組織，選擇性地加強軀幹肌肉，增強脊柱活動性，需經較長時間鍛鍊才能逐漸得到矯正。

脊柱畸形晚期不僅韌帶和肌肉有廣泛的形態改變，而

且骨和軟骨出現畸形，體療只能控制畸形發展，減輕疼痛，預防勞損。

二、臨床表現

1. 症　狀

脊柱畸形多見於青少年兒童，女性較多。早期畸形不明顯，且無組織結構改變，易被忽視。10 歲以後畸形迅速發展，1～2 年內形成明顯畸形。

嚴重的可影響胸、腹腔容積引起心悸、氣促、消化不良等內臟功能障礙的表現。如果脊柱側凸壓迫、牽拉神經根可產生相應的壓迫症狀。

2. 檢　查

（1）脊柱測量計檢查脊柱前後彎曲度，可發現駝背、平背、直背或鞍背等畸形。

（2）重錘法檢查脊柱側彎，觀察所有棘突是否與重錘線保持一致，有無偏移現象。若有單純向左或向右偏移，稱為「C」形彎曲；若脊柱上段向左、下段向右偏，或正好相反，稱為「S」形彎曲。

（3）臨床上常用簡單的指壓法檢查胸腰段有無側彎或局部棘突有無偏移現象。

（4）X 線攝片檢查，脊柱正、側位片上可發現脊柱畸形的病變部位、形狀及程度。

三、處理原則

脊柱發育畸形關鍵在於預防，保持正確體姿、中小學生宜穿戴「背背佳」胸帶。經常參加體育鍛鍊，加強脊柱周圍肌肉的平衡發展。如果畸形嚴重則需手術矯治。

四、體育康復的方法

體育療法是預防和治療脊柱畸形的一個重要手段。透過矯正體操治療可使輕度畸形短期內得到矯正；對中度畸形在較長時間內亦可逐漸矯正；對重度畸形可以阻止其發展，緩解疼痛症狀。

(一)編操原則和作用

（1）醫療體操的動作對緊張收縮的肌肉起放鬆作用，對被拉長而鬆弛的肌肉起收縮作用，以增加肌力的緊張度。

（2）全面鍛鍊背腰肌和肩胛帶肌肉力量。

（3）利用各種器械，例如體操棒、實心球、啞鈴、肋木、單槓、吊環、牽引帶和梯子等，以加強矯形力量。

（4）矯正體操是矯形運動，動作必須嚴格按照畸形的部位和方向來編排，注意矯形動作的正確性，否則會適得其反。例如矯治脊柱側凸畸形，應增強凸出一側已被拉長並衰弱的肌肉力量，牽引凹入一側已縮短的肌肉和韌帶，做與變形方向相反的運動。

（5）矯形體操練習須持久，並同時注意日常生活中坐、站、走路的正確姿勢，才能鞏固療效。

(二) 脊柱畸形的矯正體操

1. 脊柱前凸的矯正體操

（1）體前屈或舉腿練習（圖5-8）：增強腹肌肌力，拉長腰骶部肌肉、韌帶。

① 仰臥位，雙手環抱於胸前（圖5-8A）。雙腿併攏抬起，與軀幹成90°，保持5～10秒，放下（圖5-8B）。

② 仰臥，雙手放於體側（圖5-8C）。上體前屈，雙臂前平舉，雙手盡力貼近腳尖，保持5～10秒，還原（圖5-8D）。

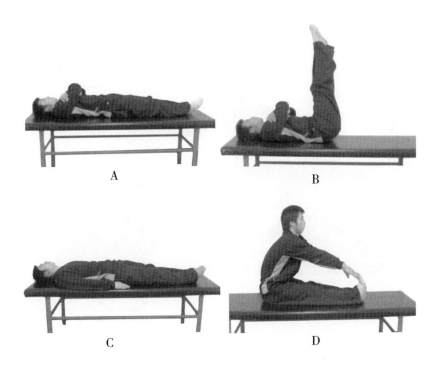

A

B

C

D

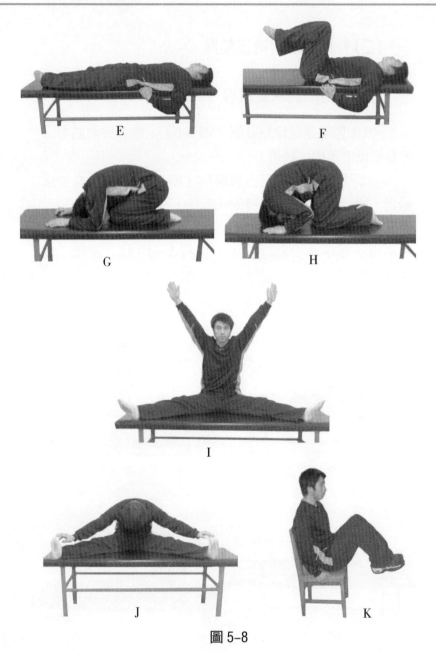

圖 5-8

③仰臥，雙臂屈曲，雙手握住床沿（圖5-8E）。屈髖屈膝，雙腿折疊，膝關節盡力向胸部靠攏，保持5～10秒，放下（圖5-8F）。

④跪坐在雙腳上，軀幹前傾，髖膝盡量屈曲，腹部貼近大腿，雙手於胸前支撐（圖5-8G）。臀部抬起，使頭頂部接觸床面，雙手掌心朝下撐於頭部兩側（圖5-8H）。

⑤坐直，雙腿外展，雙臂上舉約120°（圖5-8I），軀幹前傾，雙手盡量貼近雙腳（圖5-8J）。

⑥上體坐直，雙腿屈膝向上抬起，雙臂支撐於體側（圖5-8K）。

（2）髖關節後伸練習（圖5-9）：拉長髖關節前面結構。

雙腿開立與肩同寬，挺胸收腹，雙手持棍，屈肘置棍於胸前（圖5-9A）。

雙臂向下伸展，雙手持棍於體前（圖5-9B）。

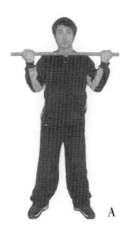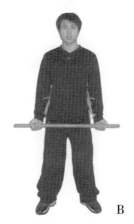

A　　　　　　B

圖5-9

（3）後舉腿練習（圖5-10）：加強臀肌、大腿後群肌力量，使骨盆後傾。

① 雙手握單槓，懸掛於單槓上（圖5-10A）。一腿前屈，另一腿後伸（圖5-10B）。

② 一腿直立支撐，另一腿向後抬起懸於雙槓上，軀幹

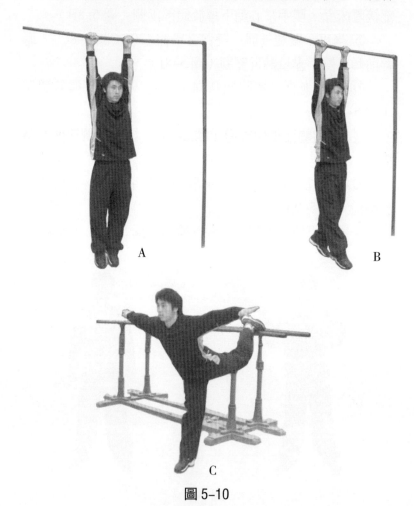

圖 5-10

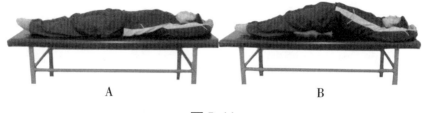

A　　　　　　　　　　B

圖 5-11

前傾，雙臂外展（圖 5-10C）。

上述每個動作練習 10～15 次。

（4）骨盆後傾練習（圖 5-11）：仰臥於床上，雙臂交叉放於頭頂處（圖 5-11A），盡力抬高臀部，放下（圖 5-11B）。

2. 脊柱後凸的矯正體操

（1）各種體位的挺胸擴胸練習（圖 5-12）：

① 站直，雙腳併攏，挺胸，雙臂盡量向後伸（圖 5-12A）。還原，雙臂下垂置於體側（圖 5-12B）。

② 站直，雙腳併攏，挺胸，雙臂盡量外展（圖 5-12C）。

③ 站直，雙腳併攏，挺胸，雙臂平屈肘置於胸前，做向左和向右的擴胸動作（圖 5-12D）。

④ 仰臥於床上，兩肘支撐於床面，雙手托起臀部，使臀部高高抬起懸空，保持 5～10 秒鐘（圖 5-12E）。

⑤ 俯臥於床上，同時抬起頭肩胸及雙腿，雙臂前伸（圖 5-12F）。

⑥ 雙膝跪於床面上，呈跪撐狀，雙手與肩同寬，低頭

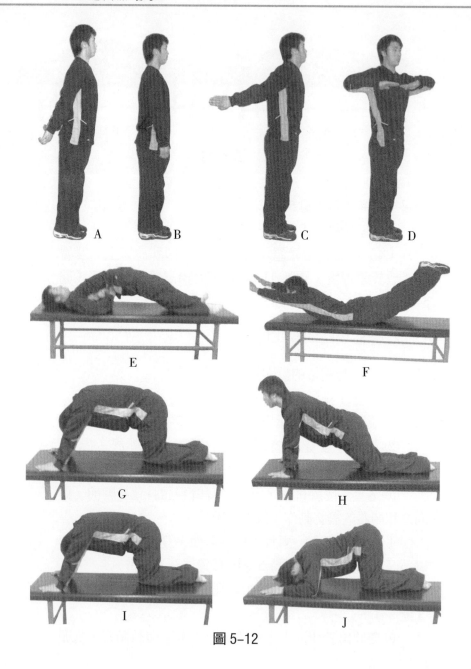

圖 5-12

眼睛注視床面（圖 5-12G）。抬頭挺胸，眼睛注視前方（圖 5-12H）。

⑦ 雙膝跪於床面上，呈跪撐狀，雙手與肩同寬，低頭眼睛注視床面（圖 5-11I）。軀幹前屈，屈肘，雙手掌心及肘關節依次支撐於床面，低頭使頭前額部和胸部接觸床面（圖 5-12J）。

（2）體操棒練習（圖 5-13）：

① 預備姿勢。兩手持棍，稍寬於肩，下垂於體前，分腿直立。

② 兩手持棍，直臂前上舉（圖 5-13A）。恢復到預備姿勢（圖 5-13B）。

③ 兩手持棍，屈臂上舉於胸前（圖 5-13C）。恢復到預備姿勢（圖 5-13D）。

④ 兩手持棍，直臂前上舉，然後軀幹前傾至基本與地面水平（圖 5-13E）。恢復到圖 5-13C 姿勢（圖 5-13F）。

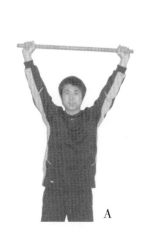
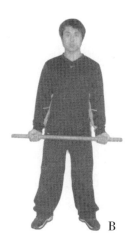
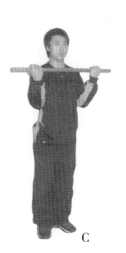

A   B   C

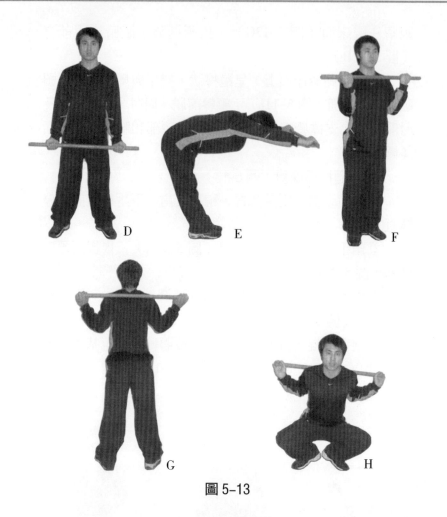

圖 5-13

⑤兩臂持棍前上舉,再屈肘置棍於肩後,兩肩外展後張(圖 5-13G)。雙腿屈膝下蹲(圖 5-13H)。

上述每組動作重複練習 10～15 次。

(3)頭頂實心球練習(圖 5-14):

①頭頂實心球,保持正常行走姿勢行走(圖 5-14

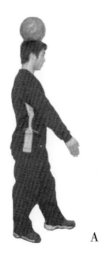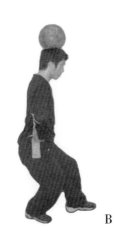

A　　　　　　　　　　　B

圖 5-14

A）。

　　②頭頂實心球，雙手叉腰，雙腿微屈，於半蹲位行走（圖 5-14B）。

　　上述每個動作行走 10～20 公尺。

　　（4）利用器械做體後屈練習（圖 5-15）：

　　兩腳分開與肩同寬，膝關節微屈，軀幹後伸，仰頭眼

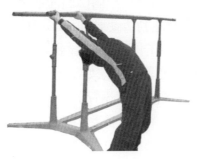

圖 5-15

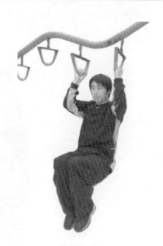

圖 5-16

睛注視身體正後方，雙手順勢正握於身體正後方把持物。

（5）懸垂練習（圖 5-16）：

懸掛於吊環上，屈髖屈膝。

3. 脊柱側凸的矯正體操

脊柱側凸有「C」形和「S」形兩種。「C」形側凸的矯正練習比較簡單，可按一般原則編排。「S」形較複雜，應當注意避免由於矯正了一個側面而加重了另一個側面。可採用節段性側彎運動，使動作所形成的脊柱側凸與原有側凸部位一致，而方向相反，以達到矯正的目的。

脊柱側凸的矯正體操方法如下。

（1）對稱性練習（圖 5-17）：

① 站直，雙腿併攏，雙手叉腰（圖 5-17A）。軀幹前傾，與地面水平（圖 5-17B）。還原。

② 站直，雙腿併攏，雙手置於雙肩上（圖 5-17C），

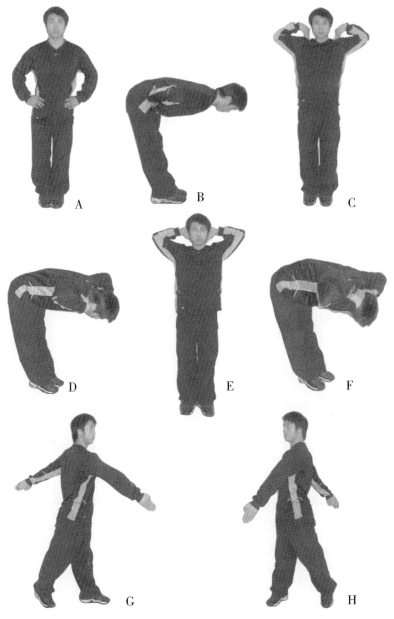

圖 5-17

軀幹前傾，與地面水平（圖5-17D）。還原。

③站直，雙腿併攏，雙手抱於腦後（圖5-17E），軀幹前傾，與地面水平（圖5-17F），還原。

④雙腳開立，與肩同寬，雙臂側平舉60°，向左、右做轉體運動（圖5-17G、圖5-17H）。

（2）非對稱性練習（圖5-18）：

①預備姿勢。坐於椅子或床上，上身直立，雙手叉腰。

②一臂叉腰，另一臂側平舉（圖5-18A），再側上舉

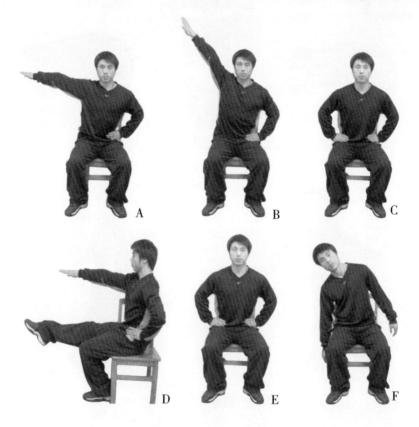

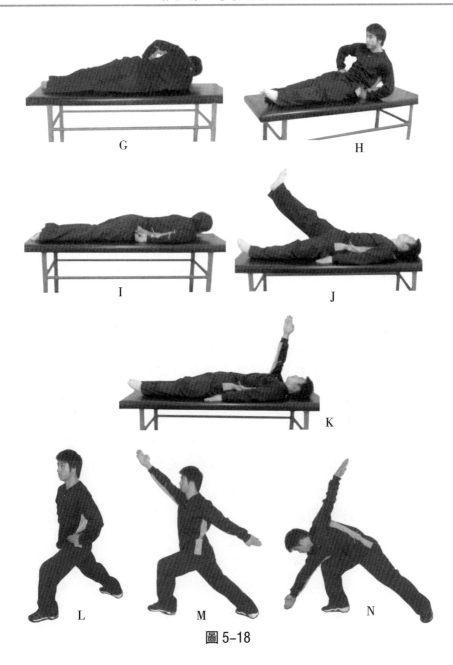

圖 5-18

120°（圖 5-18B），還原為預備姿勢（圖 5-18C）。

③ 一臂叉腰，另一側腿和臂同時前平舉（圖 5-18D），還原為預備姿勢（圖 5-18E）。

④ 坐位，上體直立，雙臂自然下垂於體側，一側肩部聳起，保持 10～20 秒，放下；聳起另一側肩部（圖 5-18F）。

⑤ 身體呈側臥位，保持正直，雙手掐腰，雙腳呈跖屈位（圖 5-18G）。旋轉 90°使身體呈仰臥位，上體側轉抬起與床面呈 60°，以一側前臂支撐於床面，雙手掐腰，雙腳呈跖屈位（圖 5-18H）。旋轉 180°使身體呈俯臥位，身體保持正直，雙手掌心向上放於身體兩側，雙腳呈跖屈位（圖 5-18I）。

⑥仰臥於床上，雙臂平放在身體兩側，一條腿抬起60°，保持 10～20 秒；換另一條腿（圖 5-18J）。

⑦仰臥於床上，雙臂平放在身體兩側，舉起一側手臂，與身體成 90°，保持 10～20 秒；換另一側手臂（圖 5-18K）。

⑧弓步站立，雙手叉腰（圖 5-18L）。一側臂前上舉，另一側臂後伸（圖 5-18M）。軀幹前傾，前舉臂的手部盡量貼近地面（圖 5-18N）。

（3）懸垂練習（圖 5-19）：懸掛於吊環上，身體盡量向脊柱彎曲的反方向側屈。

（4）匍匐練習（圖 5-20）：進行匍匐練習時，身體呈水平位，可避免重力作用。因此脊柱比較放鬆，擴大了脊柱各關節的活動度，有利於矯正脊柱側凸。

匍匐練習用場地為兩個同心圓，內圓直徑 200 公分，

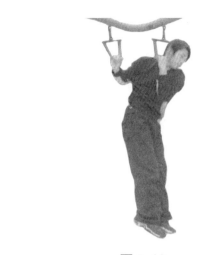

圖 5-19

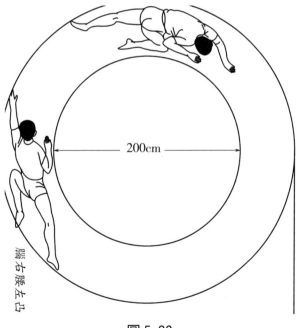

200cm

髖右腰左凸

圖 5-20

外圓直徑 350 公分。在兩圓之間匍匐前進。原則是以胸椎為準，凸側對圓心；「C」形側凸匍匐前進時異側上、下肢同時前移；「S」形側凸匍匐前進時同側上、下肢同時前移。

第六章

心血管系統疾病的體育康復

第一節　冠心病的體育康復

　　冠心病是冠狀動脈粥樣硬化性心臟病和冠狀動脈功能性改變的統稱，前者指冠狀動脈粥樣硬化使血管腔阻塞導致心肌缺血缺氧而引起的心臟病，是動脈粥樣硬化導致器官病變的最常見類型，也是嚴重危害人類健康的常見病。本病多發生在 40 歲後，男性多於女性，腦力勞動者較多，近年來在中國住院患者中有增多的趨勢。

　　冠狀動脈發生粥樣硬化後，由於管腔變窄，並常發生痙攣，導致血流量減少，對心肌的供血不足，引起心肌缺血，出現陣發性心絞痛或胸骨後、左前胸（心前區）的壓迫感；如果心肌嚴重持久缺血以至心肌壞死，就會形成急性心肌梗塞。

　　冠心病的運動治療並非一種新的方法，但直到 20 世紀 40 年代冠心病「椅子療法」的創立，才結束了嚴格限制活動的傳統治療方法；50 年代起，許多學者紛紛發表文章主張心梗患者早期下床活動、早期出院，認為並無加重病情的危險性；1968 年，世界衛生組織提出了急性心梗患者入

院 3 週的鍛鍊方案，如無併發症，入院當天即可靠在床上進食，第二天開始進行呼吸運動及下肢活動。

也有文獻報導，較多活動的男子與極少活動的男子相比，前者心肌梗塞的發生率較低，且心肌梗塞發生後 48 小時內的死亡率也較低，這表明經常進行體力活動有助於預防冠心病的發生和發展。

近年來，國內外不少地方開展了冠心病的運動治療，取得了良好的效果，各國的一些對照研究不同程度地肯定了無併發症的心肌梗塞患者早期活動的安全行和可行性。只要鍛鍊方案設計合理，不但可以減少長期臥床、缺乏體力活動所引起的各種併發症，還可以縮短住院時間，改善患者的自我感覺，為逐步恢復日常生活和工作創造條件。

一、運動療法的作用

（1）有助於增加心肌的供氧量。身體鍛鍊能促進心肌側枝循環的形成和原有側枝循環的血容量增加，使冠脈系統的血循環情況得到改善，供氧量增加。

（2）有助於減少心肌的耗氧量。經過身體鍛鍊，循環系統對運動的反應和調節功能改善，出現經濟節省化，使心肌耗氧量減少。

（3）有助於改善脂質代謝。較長時間的身體鍛鍊，使血膽固醇的濃度降低，能減輕粥樣斑塊在血管壁的沉積。

（4）有助於改善情緒。運動能轉移患者對疾病的注意力，調動患者的積極情緒，克服害怕活動和對疾病恐懼的心理，能使患者主動掌握恢復過程中動和靜的規律，有助於減少或減輕心絞痛的發作。

（5）有助於增加血液中纖溶蛋白的活性，延緩動脈硬化病變的發展。

二、運動療法的方法

冠心病的運動療法應注意選擇病例，一般認為，下列情況比較適合鍛鍊：病情穩定而有症狀，如勞累型心絞痛伴有或無心電圖缺血性改變者，此類患者鍛鍊效果最佳；急性心梗 48 小時後，無休克、心衰、心律失常等併發症者；冠狀動脈搭橋手術後。而休克、嚴重心衰、嚴重心律失常、持續胸痛、發熱、體溫超過 39℃ 者不適宜或暫時不適宜參加鍛鍊。

在開始練習時，可先進行運動量較小的如散步、氣功等運動，經過一段時間的鍛鍊後，如果反應良好，可以步行為主，逐步過渡到走跑交替、健身跑、騎自行車、游泳、跳舞等，但要求定時、定距離，控制好運動強度和運動量，最好每天 1 次。鍛鍊前做 5～10 分鐘的準備活動，鍛鍊後進行整理活動。

（1）步行：

急行比散步對心臟的鍛鍊價值更大，步速每分鐘 80～120 步，心率每分鐘 100 次左右，每次 20～30 分鐘，注意步態穩定、步幅均勻、呼吸自然。如鍛鍊後，自我感覺良好，無胸痛等症狀，可以長期堅持進行；如體力不能耐受，可隨時減速，或單以散步進行鍛鍊，每次 45 分鐘至 1 小時，或每日走 800～2000 公尺，中間穿插急行。

（2）走跑交替：

步行 1 分鐘，速度每分鐘 50 公尺左右，再進行健身跑

30 秒,速度以每分鐘 100 公尺左右為宜,反覆做 15～20次。

（3）健身跑:

適合於病情較輕和經過一定時間運動鍛鍊後的患者,只有在急行 2～3 公里而無心絞痛發作時,才允許進行。健身跑的距離為 1～3 公里,最高心率控制在每分鐘 120 次以下。

（4）游泳:

體力中等、原來會游泳者可以參加,注意時間不要太長,避免受涼。

（5）氣功:

放鬆功或強壯功,根據病情狀況採取坐位或臥位,注意呼氣不要過於深長,切忌閉氣。

（6）綜合醫療體育運動:

包括準備活動、四肢及軀幹運動、簡單的醫療性運動（如傳接球、投籃、羽毛球等）、步行、健身跑、放鬆運動。每次時間可達 30～60 分鐘,隔天 1 次。

三、注意事項

（1）嚴格掌握好適應症,以免出現意外。

（2）每次鍛鍊時都要做好準備活動和整理活動,否則容易引起心絞痛和心臟不適。

（3）根據患者的具體情況確定運動項目和運動量等,每次鍛鍊的負荷量靈活掌握,量力而行,不要強求達到一定的「最高心率」。

（4）每次運動前、運動中最大負荷量時及運動後 2 分

鐘分別測量心率和血壓，作為了解運動強度和身體反應的指標。

（5）運動中，如出現氣促、眩暈感，應增加間隔休息時間或多穿插進行平穩的呼吸練習；如突然感覺極度疲勞，左上臂和左頸部有壓迫感或疼痛，甚至胸痛、心前區不適、心絞痛，則應立即停止運動，必要時服用急救藥物或請醫生檢查。

第二節　高血壓病的體育康復

高血壓病是指由於動脈血管硬化以及血管運動中樞調節異常所造成的動脈血壓持續性增高的一種疾病，又稱為原發性高血壓。繼發於其他疾病（如腎病、內分泌病等）的血壓升高不包括在內。

凡收縮壓高於 21.3 千帕（160 毫米汞柱）或舒張壓高於 12.65 千帕（95 毫米汞柱）者應列為高血壓。而收縮壓高於 18.7 千帕（140 毫米汞柱）低於 21.3 千帕（160 毫米汞柱），或舒張壓高於 12 千帕（90 毫米汞柱）低於 12.65 千帕（95 毫米汞柱）者視為臨界性高血壓。

臨床上將高血壓分為以下幾期：

Ⅰ期血壓達到確診高血壓水平，臨床無心、腦、腎併發症表現者。

Ⅱ期血壓達到確診高血壓水平，且伴有下述一項者：

① 心電圖或 X 線檢查有左心室增大；

② 眼底動脈普遍或局限狹窄；

③ 蛋白尿或血肌酐輕度升高。

Ⅲ期確診高血壓並伴有下述一項者。

① 腦中風或高血壓腦病；

② 左心衰竭；

③ 腎功能不全：蛋白尿＋＋～＋＋＋，有紅細胞、管型，甚至有尿毒症；

④ 眼底有滲出、出血或視神經乳頭水腫。

採用運動療法降血壓，首先要明確它的適應症和禁忌症。

【適應症】：臨界性高血壓、Ⅰ～Ⅱ期高血壓病以及部分病情穩定的Ⅲ期高血壓患者。

【禁忌症】：急進性高血壓、重症高血壓或高血壓危象，病情不穩定的Ⅲ期高血壓病，合併其他嚴重併發症，如嚴重心律失常、心動過速、腦血管痙攣、心衰、不穩定性心絞痛。繼發性高血壓應針對其發病原因治療，一般不作為醫療體育的對象。

一、運動療法的作用

（1）調整植物神經系統功能，降低交感神經系統興奮性，提高迷走神經系統張力，緩解小動脈痙攣。

（2）擴張活動肌血管，增加毛細血管的密度或數量，改善血液循環和代謝。

（3）改善情緒，減輕高血壓的危險因素。

（4）降低機體對外界刺激的心血管應激反應。

（5）運動中一過性的血壓增高有可能作用於大腦皮質和皮質下血管運動中樞，重新穩定機體的血壓調控水平。

二、運動療法的方法

高血壓患者的體療側重於降低外周血管阻力，在方法上應強調小強度、較長時間、打肌群的動力性運動（低強度有氧訓練），以及各類放鬆性活動，包括氣功、太極拳、醫療體操、放鬆療法等。

1.低強度有氧練習

常用方法包括醫療步行和騎自行車，運動強度一般為最大心率的 50％～60％，停止活動後心率應在 3～5 分鐘內恢復正常。步行的速度不超過 110 公尺／分，一般為 50～80 公尺／分，每次鍛鍊 30 分鐘左右，其間可穿插休息或醫療體操，太極拳等中國民族形式的拳操是十分合適的方式。50 歲以上者活動時的心率一般不超過 120～130 次／分。活動度越大，越要注重準備活動和結束活動。

下面介紹三種步行的方法，可促進血液循環。

（1）把注意力集中在腰部或胸部，走路時向斜前方推出，上體可左右搖動，逐漸加快速度。雖然走得快，但不容易疲勞。

（2）側走：背對著牆壁，雙腳向側方盡量交叉張開行走，可減少身體的上下動作。

（3）向斜前方推出腰部側走。

2.氣　功

多採用放鬆功法，如鬆靜功、站樁等。練氣功時強調排除雜念、鬆靜自然、呼吸均勻、意守丹田（臍下）或湧

泉（腳心）。

（1）預　備

① 兩足開立與肩同寬，足尖向前，鬆腰鬆胯，含胸挺背，鬆肩沉肘，下頜稍向內收，舌尖輕抵上腭，眼睛微閉，以鼻呼吸。

② 從頭到足，節節放鬆，默念「頭部鬆，頸項鬆，肩部鬆，兩臂鬆，兩手鬆，身體鬆，兩腿鬆，兩足鬆」，重複3次，隨意念同時要求相應部位肌肉放鬆。

③ 意念：吸氣時意念「氣」由湧泉沿兩大腿外側向上至命門，再從命門向前到丹田；呼氣時意念「氣」由丹田沿兩大腿內側下直達湧泉，當意念至湧泉穴時換氣一次（即呼吸一次），然後再意念從湧泉出氣。重複3次。

（2）降　壓

① 吸氣，兩臂自身體一側慢慢上提至與肩平，掌心向下，同時意念「氣」由勞宮穴入體。

② 呼氣，鬆肩沉肘，兩手掌心相對，兩臂由體側向前至與肩同寬，意念「氣」由勞宮穴沿兩臂內側至膻中穴。

③ 自然呼吸，兩手掌心向下，兩臂慢慢放下，同時兩膝半蹲，中指指尖對準湧泉穴，意念氣血下行。

④ 自然呼吸，慢慢起立，靜站片刻。

以上動作重複15～20次，每次1分鐘左右，每天至少進行2～3次。注意動作幅度宜大，速度宜慢，外導內行，呼氣要長，肌肉放鬆。

3.醫療體操

做醫療體操時要和呼吸密切配合，動作柔和而有節

奏；姿勢輕鬆舒適，切忌憋氣和使勁用力；做彎腰動作時，頭部位置不宜低於心臟位置。

推薦一種十二節拍體操，可以促進血液循環和呼吸器官的功能。

（1）向前舉起雙手（圖6-1A）；

（2）用力拉回雙手，再用力向前伸直（圖6-1B）；

（3）向前伸直的手分別向左右張開，再拉回前方（圖6-1C）；

（4）放下雙手，恢復直立的姿勢（圖6-1D）；

（5）、（6）雙手從前方舉起至頭上方，再向後繞環，恢復到（1）的姿勢（圖6-1E）；

（7）把雙手從下方向後上方繞回（1）的姿勢（圖6-1F）；

（8）體前屈，雙臂下伸，手指力求觸地，膝關節伸直（圖6-1G）；

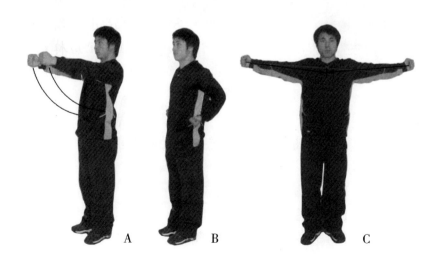

A   B   C

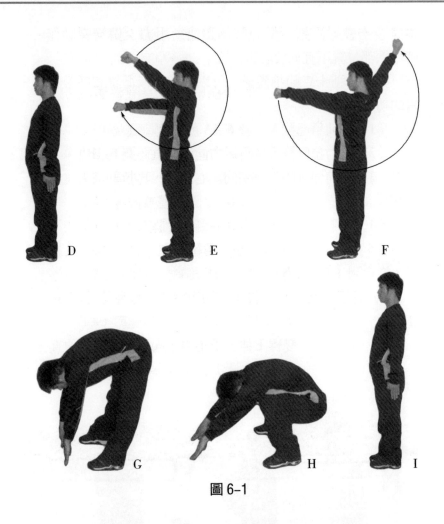

圖 6-1

（9）屈曲膝關節，雙手伸直於體前觸地（圖 6-1H）；

（10）重複（8）的動作；

（11）重複（9）的動作；

（12）恢復原來直立的姿勢（圖 6-1I）。

熟練這些連續動作後，配合「1、2、3、……」的口令，做 5～7 遍。

4. 降壓舒心操、太極拳和其他民族形式的拳操

要求鍛鍊時動作輕柔、舒展、有節律、注意力集中、肌肉放鬆、思緒寧靜。動作與呼吸相結合，如果有彎腰動作要注意頭不宜低於心臟位置。一般在一套降壓舒心操或太極拳後血壓可下降 1–3～2.7 千帕（10～20 毫米汞柱）。

5. 抗阻運動

近年來的有關研究證明，在一定範圍內，中、小強度的抗阻運動可產生良好的降壓作用，而並不引起血壓升高。一般採用循環抗阻運動，即採用相當於 40%最大收縮力作為運動強度，做大肌肉群（如肱二頭肌、腰背肌、胸大肌、股四頭肌等）的抗阻收縮，每節運動重複 10～15 次，各節運動之間休息 10～30 秒，10～15 節為一循環，每次練習 1～2 個循環，每週 3 次，8～12 週為一個療程。注意在用力時呼氣，可減輕對心血管的反應性。

據有關文獻報導，練習後患者的收縮壓可下降 10%左右，其運動能力也有明顯提高。

三、注意事項

（1）要嚴格掌握適應症，運動療法主要適用於臨界性高血壓、Ⅰ～Ⅱ期高血壓病以及部分病情穩定的Ⅲ期高血壓患者。

（2）不要輕易撤除藥物治療。在很多情況下，運動療

法只是高血壓病治療的輔助方法，特別是 II 期以上的患者。對應用降壓藥物的患者，雖然可減少用藥量，但必須根據具體情況逐步減量，不宜過早、過多減量，以免引起血壓波動。

（3）嚴格掌握運動量，並根據不同的病情採取不同的方法，如高血壓合併冠心病時活動量應偏小。

（4）持之以恆，即使血壓已經較平穩，仍應堅持，這樣有利於鞏固療效。

（5）在練習中應加強自我監督和醫務指導，如在運動中出現頭暈、頭痛、噁心嘔吐、心律失常、呼吸困難和心絞痛等現象時，均應暫停運動。

第七章

呼吸系統疾病的體育康復

第一節　慢性阻塞性肺疾患的體育康復

一、慢性阻塞性肺疾患的概述

呼吸系統疾病特別是肺部疾病都可引起不同程度的通氣和換氣功能障礙，且多影響心臟引起肺原性心臟病，從而更進一步限制了活動能力。

在慢性呼吸系統疾病中又以慢性阻塞性肺疾患（COPD）最為多見，它包括了慢性支氣管炎、肺氣腫及其併發症——肺心病，阻塞性肺氣腫為慢性終末肺泡的不可逆性擴大並伴有組織結構破壞性改變。

肺氣腫患者中 80%由慢性支氣管炎所致。肺氣腫的平均患病率為 0.6%～2%。慢性阻塞性肺疾患的病程往往長達 30～40 年，屬於慢性進展性疾病，緩解期常為患者所忽視，當出現併發症如急、慢性呼吸衰竭、肺心病等時方到醫院就診。所以，如何在早期或緩解期進行康復治療尤為重要。

二、慢性阻塞性肺疾患的治療

對慢性阻塞性肺疾患的治療包括藥物療法、物理療法、體育療法等,其中以醫療體育為主的康復治療是近30年發展起來的治療措施。

藥物療法、物理療法主要起到對症治療的作用,包括抑制無效咳嗽、祛痰、防止感染和緩解支氣管痙攣等。但由於這些藥物的效應時間較短,且不能根本或徹底治療,因此,在進行康復治療時必須同時考慮長期治療,包括改善心肺功能、提高對體力活動的耐受性。

康復治療的目的主要有:最大限度地恢復腹式呼吸;消除支氣管的分泌物,減少引發炎症的因素;減少併發症;恢復活動能力。

三、慢性阻塞性肺疾患體育康復的機理

(一)呼吸過程與呼吸肌

呼吸器官作為人體吸取氧、排出二氧化碳的唯一臟器,是維持生命和代謝的重要器官。雖然呼吸器官的氣體交換通過呼吸運動來實現,但呼吸運動並不直接是呼吸器官的運動,它是由對胸廓形狀和大小的改變,產生胸腔內壓力的改變來促使近3億個肺泡的肺組織膨大和縮小來進行的。

呼吸肌大致可分為四組,第一組為主吸氣肌包括膈肌、肋間內肌、肋間外肌;第二組為輔助吸氣肌包括胸鎖

乳突肌、斜方肌（這些肌肉僅在頸椎被固定時幫助吸氣運動）、背闊肌、胸大肌和胸小肌；第三組為主呼氣肌主要是肋間內肌；第四組為輔助呼氣肌包括腹直肌、腹內、外斜肌。

(二)體育療法的機理

（1）呼吸運動在一定程度內可隨意調節，因此可進行主動訓練。

（2）加大呼吸肌的隨意運動可明顯使呼吸容量增加，從而改善了氣體代謝。同時，由呼吸運動可改善胸腹腔的血液循環，因此，在一定程度上可改善心血管的循環。

（3）胸廓的順應性在主動訓練下可有所改善，還可改善肺組織的順應性和彈性。並隨著血液循環的改善，有利於肺及支氣管炎症的吸收及肺組織的修復。

（4）在呼吸運動中吸氣是主動過程，呼氣過程在安靜時是被動的，且吸氣中橫膈活動對增進肺容量有較大影響，透過訓練可以明顯改善橫膈活動，因此宜重點訓練吸氣肌，適當訓練呼氣肌。

（5）輔助呼吸肌在一定程度上可增加呼吸深度，但當使用不當時，作用反可相互抵消，增加無效耗氧量，加重呼吸困難症狀。因此，當出現輔助呼吸肌過度緊張時應進行放鬆練習，可減輕呼吸困難症狀。

（6）隨意運動可反射性地刺激呼吸運動，因此，在進行醫療體育時，應注意全身運動的協同配合。

四、慢性阻塞性肺疾患體育康復方法

(一)呼吸功能評定

以主觀症狀有無出現氣短、氣促症狀為標準，通常分為 6 級。

0 級：雖存在有不同程度的呼吸功能減退，但活動如常人，對日常生活活動能力不受影響，即和常人一樣，並不過早出現氣短、氣促。

1 級：一般勞動時出現氣短，但常人尚未出現氣短。

2 級：平地步行無氣短，但速度較快或蹬樓、上坡時出現氣短而同行的同齡健康人並未出現氣短。

3 級：平地慢走不及百步出現氣短。

4 級：講話或穿衣等輕微日常生活活動時出現氣短。

5 級：安靜時也有氣短，無法平臥。

(二)體育康復方法

慢性阻塞性肺疾患患者中均存在有不同程度的呼吸肌功能障礙，體育康復主要是教會患者呼吸練習方法來幫助控制或緩解呼吸困難和糾正由於慢性氣道阻塞所帶來的異常呼吸模式。

肺氣腫時橫膈位置被壓低，使腹肌纖維處於短縮狀態，從而不能在最佳長度的狀態下進行收縮，也就是這時的膈肌是處於機械做功不利的條件下，因此，通常用加快呼吸頻率和動用輔助呼吸肌來作彌補；再加上安靜時過多的肺容量（肺氣腫）增加了呼吸時所做的功，從而使呼吸

肌本身的耗氧量增加，這些患者常表現為稍微活動即可出現呼吸短促。

1. 腹式呼吸

腹式呼吸又分為主動腹式呼吸練習和體外膈肌起搏兩種。

（1）主動腹式呼吸練習：

這是需要由患者主動進行的呼吸練習。可在臥或站位下進行。要求在吸氣時腹部協調地膨脹隆起，呼氣時腹部縮小下陷。通常採取暗示呼吸法：即用一手置於上腹部並稍加壓，吸氣時要求加壓的手徐徐隆起；呼氣時腹部下陷，此時手再加壓以增加胸腔壓力，使橫膈進一步升高。這種暗示呼吸法，既可吸引患者的注意力，又可誘導呼吸的方向。在站位練習時，可在體前傾位下進行，因為此時的腹肌鬆弛，有利於腹式呼吸的完成。

由於開始練習時常不能很好地掌握並較費力，因此開始時每次只要練習 3～5 次呼吸，休息片刻再練，可重複 5～6 次，每天至少練習 5～6 遍，以後逐漸增多，直至平時也能習慣掌握腹式呼吸為止。

（2）體外膈肌起搏：

是用肌肉起搏的專用機器，刺激膈神經（以每分鐘 15 次的頻率進行），促使膈肌進行收縮。

2. 縮嘴呼吸法

縮嘴呼吸法即呼氣時運用縮窄的口形，徐徐將氣呼出，這樣可以使氣體在氣道內維持一定壓力，防止氣道過

早被壓扁閉塞。這是因為支氣管的慢性炎症使管壁的正常組織被腐蝕破壞，從而無法抵御呼氣時因胸腔內轉為正壓對支氣管的壓力，使氣體無法從肺泡中排出，但吸氣時胸腔為負壓，空氣仍可以進入肺泡。從而使肺泡不斷膨脹，這是形成肺氣腫的原因之一。

3. 腹肌肌力練習

這一練習有助於提高膈肌的功能，因為橫膈活動在一定程度上要求腹壓的支持，而腹壓大小和腹肌強弱有關，且慢性阻塞性肺疾患者通常伴隨腹肌鬆弛無力。

腹肌練習方法對慢性阻塞性肺疾患患者而言，不適宜做仰臥起坐練習，而是在下腹部放置 5～10 公斤的沙袋，吸氣時做對抗該重物動作而挺起腹部。

在腹肌練習的同時還宜發展其拮抗肌——背肌的力量，強有力的背肌可進一步發揮腹肌的功能。發展背肌肌力多為背部伸展練習，因此，還可糾正慢性阻塞性肺疾患患者常見的駝背畸形。

4. 有氧訓練

對慢性阻塞性肺疾患患者應加強體力活動能力的練習。可供慢性阻塞性肺疾患患者進行的運動有行走、各種健身體操、健身跑、划船等。

對體力活動明顯受限者，行走最為適宜，可在林蔭道上、田野或街道行走。對重症者，如稍有運動即氣促，可攜帶氧氣袋邊吸邊行走。在惡劣氣候時仍應堅持，但可改在室內行走。對體力較好的，可採用健身跑。由行走或其

他運動方法，不僅可增進體力，還可擴大其社會接觸面，起到心理支持效應。如採用健身跑，可採用運動處方形式制訂運動強度，對慢性阻塞性肺疾患患者運動強度的設定不是依靠心率，而是依據有無出現氣短氣急。

每次運動以引起輕度氣短氣急為限。每次運動時間通常為 30 分鐘左右。

5. 上肢肌力練習

應鼓勵慢性阻塞性肺疾患患者多做上肢肌力練習。這是因為慢性阻塞性肺疾患患者常不能耐受上肢運動，主要是一些軀幹肌如背闊肌、胸大肌、胸小肌、前鋸肌等在固定上肢時即可成為呼吸輔助肌，但在活動上肢時，這些肌群就成為活動上肢的輔助肌，失去了對呼吸的輔助作用。因此，易於產生呼吸困難。

多練習上肢肌，有助於提高對上肢運動的耐受性。

(三)慢性阻塞性肺疾患體育康復的注意事項

（1）對慢性阻塞性肺疾患患者在進行上述醫療體育活動中應注意心理疏導。當這些患者知道本病呈慢性進程且不可治癒時，常產生多種心理改變，表現為無望感，其中又以抑鬱、憂慮最為普遍，特別害怕出現呼吸困難，由此產生恐懼，並好發脾氣而且變得愈來愈怕活動，更多地依賴藥物和家屬親朋的幫助。逐漸加重的呼吸困難又可導致「恐懼—呼吸困難」的惡性循環。即使較少活動，也可產生較重的呼吸困難，從而更進一步加重恐懼和焦慮，最終患者完全避免任何活動。

醫務人員要針對以上情況進行心理疏導和支持，解釋醫療體育的效應，並以實例打破患者對活動的顧慮，只要獲得一點進步，就要給予肯定。同時要熱情和耐心並取得家屬支持。只有這樣才能取得明顯的療效。

（2）要注意日常生活的安排，盡量安排有勞有逸，內容豐富多彩的活動，使患者感到雖然生病但不孤獨。

（3）要鼓勵患者戒除對呼吸功能沒有好處的菸和酒，戒菸後能立刻使患者感到咳嗽減少而得益，酒也要少飲或不飲。

第二節 肺部切除手術後的體育康復

肺部手術是胸外科常見的大手術，術後出現呼吸活動受抑、肺功能降低、放療化療的副作用及疾病所致的噁心、嘔吐、惡病質和癌性疼痛，患者不良的心理狀態、精神狀態和社會支持情況，都影響患者術後的康復。

一、概 述

肺部切除術是胸外科常見的大手術之一，在麻醉過程中，形成人工血氧減少，有時因氣管插管造成管腔損傷。手術中造成肺損傷和肺泡破壞，而手術患者多為中老年人，原有呼吸道感染、肺氣腫及長期吸菸史，使他們肺組織彈性回縮差，呼吸活動受到限制。重建有效呼吸方式，可增加肺通氣量。有效咳痰及利用紫外線、超短波排除肺內分泌物，起到消炎、消腫、止痛、促進癒合的作用，可

免去因分泌物阻塞需行氣管切開的痛苦。

　　術後上、下肢的功能訓練意在預防因切斷胸背肌群而影響肩帶活動，發生脊柱側凸、後彎，預防低功能肺的發生，也可減少下肢靜脈栓塞。出院前短時間的步行鍛鍊，可使患者增強體力、恢復肺功能、縮短病程。

二、康復機理

　　對於進行手術的肺部疾病患者及家屬來說，傳統的術後治療及護理多以讓患者靜養為主，反而會影響患者肌體及機能的恢復，導致肌肉萎縮、關節強直、器官組織功能退化，生活質量下降。

　　開胸手術患者由於自身原有的疾病影響，加上手術麻醉、損傷打擊，不可避免地造成呼吸功能的下降。因此，患者及家屬應重視術後的康復鍛鍊。施行深呼吸運動及有效的咳嗽排痰活動，使呼吸肌群在呼吸練習中受到刺激，膈肌肌力逐漸加強，肺順應性增加，改善氣腔通氣，防止肺泡萎縮，有效地排出了氣道分泌物，保障有效的通氣及預防感染，減少術後肺部併發症的發生。

　　康復鍛鍊中，施行腹式呼吸鍛鍊能有效地增強和鍛鍊膈肌、腹肌和下胸部肌肉的活動，改善其收縮功能，提高氣道內壓力，提高呼吸效率，使肺換氣更完全，肺活量增加，從而改善全身缺氧的狀態。

　　術後的行走康復鍛鍊一般以自然呼吸、保持平穩為準，盡量做到呼氣時間長於吸氣時間，逐步過渡到腹式呼吸。行走康復鍛鍊能使身體氣機暢達，血液流動，筋骨舒展，關節活動，同時可以改善肺通氣功能，使肺活量增

加，肺泡毛細血管對氧的吸收率增高，促進肺功能的恢復。

進行保健操的康復鍛鍊時應動作柔和、呼吸自然、體態舒展、動作速度適宜，同時注意在練習前應先做準備活動，使肌肉、筋骨及關節不至僵硬，達到更好的鍛鍊效果。透過保健操的鍛鍊可以改善機體有氧代謝的能力，增加肺通氣量，使肺毛細血管大量開放，促進肺泡與血液間氣體交換的彌散程度，促進肺功能的恢復。同時還可以防止肌肉退化，促進機體各組織器官的協調運作，全面提高身體素質。

三、康復方法

1. 手術前指導

（1）呼吸訓練的措施：

深呼吸運動，縮唇呼吸，患者取坐位或半坐臥位，全身放鬆，用鼻深深吸氣，然後用口呼氣，呼氣時口唇收攏，做吹口哨狀，緩慢將氣呼出。呼吸按規律進行，吸氣與呼氣時間之比為 1：2，每天練習 3～4 次，每次 10 分鐘。

（2）膈肌呼吸鍛鍊：

教患者做腹式呼吸，兩手放於腹部加壓做深而慢的呼吸，每天 2 次，每次 10～20 分鐘。

（3）有效咳嗽訓練：

囑患者深吸氣後屏氣，然後用力咳嗽，借助胸腹肌同時收縮，使胸腔壓力增高，產生瞬間爆破力將聲門打開，

使肺臟深部痰液咳出。每天 2 次，每次 10 分鐘。

2. 手術後康復

（1）實施腹式呼吸：

腹式呼吸是一種低耗高效的呼吸模式，它由增加膈肌活動度提高通氣功能，降低呼吸肌耗氧量，同時也可減輕因胸部呼吸而增加刀口疼痛。

在術前訓練的基礎上，術後第二天實施腹式呼吸，呼氣時，腹部要下陷，吸氣時要鼓腹，同時放鬆全身肌群。鼓勵咳痰，施用正確的咳痰動作，先深吸氣，關閉喉頭，再收縮腹肌，同時將喉頭放開。在引流的同時，用空心拳在患者背部叩拍，以達震動周邊部位細小支氣管鬱積分泌物脫離管壁的目的，也可加超聲霧化吸入，每日 2～3 次，每次 10～20 分鐘。

（2）有效咳嗽排痰：

患者術後生命體徵平穩後改半臥位，頭部及上身抬高30°～45°角，使膈肌下降至正常位置，有利於通氣及胸腔引流，並應注意防止胸帶包紮過緊影響呼吸，鼓勵患者自主做深呼吸及有效咳嗽。

病情允許，護士每 2 小時協助患者坐起，站在患者非術側，拍打健側背胸，方法為五指併攏，稍向內合掌，掌指關節屈曲呈 120°角，有節奏地由外向內、由下向上叩擊震動患者背部及胸部，邊拍打邊鼓勵患者咳嗽，每次拍打3～5 分鐘，借助重力和震動，使痰液從細支氣管引流至大氣管，以利於排出。雙手伸過正中線從前後壁夾住患者胸部，輕壓傷口，囑患者用力咳嗽，既不限制胸廓膨脹，又

避免咳痰震動切口引起疼痛。

此外，用兩指放在喉結下，外加壓力，刺激咳嗽，或用雙手壓迫患者下胸部和上腹部，囑患者用力咳嗽，以加強膈肌反彈力量，有利於排痰。必要時用吸痰機吸痰。

（3）術後肢體運動：

術後 24 小時即鼓勵患者在床上做肢體運動，特別是患側肢體，可行外展、外旋、握拳運動。下肢可做抬起、伸屈等床上活動。協助患者變動體位，拔除胸腔引流管後鼓勵患者下床活動，視恢復情況逐漸增加活動量，指導患者術後繼續做深呼吸練習和肺功能擴張訓練，促進肺功能的早日康復。

下肢訓練：足部的被動或主動活動。可從術後第一天開始，足趾及踝背趾屈 5～7 次，每日 2～3 遍；逐漸增加伸屈膝、髖關節 8～10 次，每日 2～3 遍。

上肢訓練：術後第二天，鼓勵並扶持患者坐起，開始進行上肢功能訓練。患者術側上臂靠近胸壁屈肘 90°，在可耐受的範圍內，主動內外旋肩關節及水平位內收外展。

站立訓練：術後 2～3 天，患者可自行或扶持下床，開始床邊站立，每次 10 分鐘，每日 2 次，在引流管安裝許可情況下，可在床邊來回踱步。

步行訓練：術後 4 天，走廊內步行 30 公尺，次日增到 50 公尺，術後 6 天步行 100 公尺，以上步行每日 2 次。完不成者次日再重複，逐漸增加每日行走次數，循序漸進。

第八章

代謝障礙的體育康復

第一節　糖尿病的體育康復

　　糖尿病是一種常見的內分泌——代謝疾病，其病因和發病機理尚未完全闡明，目前認為是因機體胰島素分泌絕對不足或相對不足以及靶細胞對胰島素的敏感性降低，而引起糖、蛋白質、脂肪和繼發的水、電解質的代謝紊亂，臨床上以煩渴、多尿、多飲、多食、疲乏、消瘦等為主要表現，可發生急性感染、動脈粥樣硬化、腎和視網膜微血管病變及神經病變等合併症，在糖尿病人群中發生冠心病、缺血性或出血性腦血管病、失明、因肢體壞疽而截肢等嚴重併發症者也數倍增加。

　　臨床上將糖尿病分為兩種類型：Ⅰ型，又稱胰島素依賴型，為機體內胰島素絕對不足，多發生於青少年；Ⅱ型，又稱非胰島素依賴型，為機體內胰島素相對不足，多發生在 40 歲以上的成年人，佔所有糖尿病患者的 90%以上。

　　對糖尿病的治療必須採取綜合措施，即飲食控制、藥物和運動療法三者的有機結合，這些曾被喻為治療糖尿病

的「三駕馬車」，中國古代諸多醫書也記載了糖尿病患者的運動療法，這些都說明了運動療法在糖尿病治療中的重要作用。

對輕型無症狀的糖尿病患者，著重進行醫療體育結合適當的飲食控制來改善機體內新陳代謝和整個機體的功能；對有症狀及糖代謝嚴重紊亂的患者，首先採取飲食控制和藥物療法使增高的血糖降下來，減少尿糖的排出，同時進行定量體育療法，待血糖穩定在正常範圍或稍高於正常時，逐漸減少用藥量，力求在飲食療法和醫療體育的作用下控制和改善病情及代謝功能；在機體得到相當程度的鍛鍊且熱量消耗增加的情況下，可適當放寬飲食控制，以堅持運動療法來鞏固療效。

一、運動療法的作用

（1）運動療法可以由肌肉運動首先改善神經系統對糖代謝的調節，促進機體對糖的利用。人在安靜狀態下，肌肉代謝的主要物質是游離脂肪酸，糖僅佔極少量，肌肉運動時，能量的需要增加，由血流量的增加，毛細血管開放的總表面積顯著增加，肌肉對糖的利用也增多，這種作用是在胰島素的作用下完成的。

適當的身體運動能加強肌肉內參與代謝的酶的活性，促進糖的氧化，使血葡萄糖迅速進入肌肉和其他組織內，從而使血糖濃度降低，尿糖減少。

（2）體育運動可以加強胰島素對運動中葡萄糖的調節作用。一方面運動有助於抑制非運動組織對糖的利用，另一方面肌肉運動促進局部血流增加，強化了胰島素與肌細

胞膜上受體的結合能力,結果少量胰島素就能使葡萄糖進入肌細胞。有規律的運動對胰島素依賴型的糖尿病患者可減少胰島素的用量,對非胰島素依賴型的患者則可提高肌肉組織利用胰島素的能力,減輕或消除「抗胰島素」現象。

(3)經常進行體育鍛鍊,機體對胰島素的敏感性提高,或胰島素與受體結合能力提高,使血胰島素水平下降而葡萄糖耐量不變;運動時由於調節機制的改善,使血糖的波動較小。

(4)運動可使游離脂肪酸的利用率提高,有利於降低血脂,促進脂肪代謝,減輕體重,有利於整個機體的代謝功能恢復。

(5)糖尿病患者一般身體的抵抗力較弱,容易併發感染和其他疾患。長期堅持體育鍛鍊能有效增強體質,增加全身抵抗力,防止或減少併發症。

二、運動療法的方法

除病情尚未得到控制的重度糖尿病患者外,一般輕度和中度的糖尿病患者都可以進行運動療法,特別是肥胖型的患者最適合採用。

糖尿病運動療法的要求之一是採用中等強度(運動時消耗的氧氣佔本人最大吸氧量的 50%～60%)的運動鍛鍊,而運動強度太小起不到降低血糖和減輕尿糖的作用,鍛鍊的強度過大反而會使血糖升高,對 40 歲以上的中、老年患者,最好在鍛鍊前先進行某種形式的運動負荷試驗,確定適合的運動強度後,採用運動量漸增的分級鍛鍊方

案；要求之二是運動中全身肌肉都應得到鍛鍊，不要集中在某一部分肌肉，這樣有利於加強肌肉對葡萄糖的利用。

糖尿病運動療法首選的運動種類是耐力性運動，如步行、慢跑、游泳、划船、騎自行車等。其中步行是國內外最常用的方法。

根據患者的具體情況，採用各種不同速度的方案：全身情況良好，病情較輕的肥胖型患者可進行快速步行，每分鐘 120～125 步；一般情況尚可的患者可進行中等速度的步行，每分鐘 110～125 步；年老體弱或合併心肺功能不全的患者一般採用慢速步行，每分鐘 90～100 步。

步行可以安排在清晨空氣新鮮的地方進行，也可以在傍晚、飯前或飯後以及其他休息時間進行（有人認為糖尿病患者飯後兩小時血糖仍保持較高水平，所以飯後兩小時進行運動鍛鍊效果較好），每日至少 2 次，每次 30 分鐘至 2 小時，一天的總運動量達到數公里路程。

適合於糖尿病患者鍛鍊的運動項目還有保健體操、醫療體操、各種動功、太極拳和非比賽性球類運動，如乒乓球、羽毛球等。對症狀較輕的肥胖型年輕患者來說，還可以進行排球和籃球運動。

三、注意事項

（1）運動治療的時間應和進食及藥物治療綜合安排，不宜在空腹及藥物作用高峰時刻進行鍛鍊，以免發生低血糖反應。

（2）在進行體育鍛鍊時避免劇烈運動，因劇烈運動易使糖尿病患者出現全身無力、飢餓、煩躁和心悸等不良反

應。

（3）對年老的糖尿病患者，在進行運動療法前應進行心血管運動機能檢查，排除隱性心血管系統疾病，防止發生意外。

（4）定期檢查血糖和尿糖，隨時觀察機體對體育運動的反應，以便及時調節和掌握運動量，觀察療效。

第二節　單純性肥胖症的體育康復

肥胖症由各種原因引起機體能量供需失調、飲食能量攝入多於機體能量消耗，以致過剩的能量以脂肪形式貯存於體內所致。

肥胖症分單純性和繼發性兩類。單純性肥胖無明顯神經內分泌功能改變，僅為營養過度引起，此類肥胖最為常見；繼發性肥胖則常為內分泌疾病如皮質醇增多症等的一種症狀。本節主要討論單純性肥胖的醫療體育。

單純性肥胖可見於任何年齡，以 40～50 歲為多。肥胖對人體健康的危害，主要表現為：降低平均壽命；增加新陳代謝和心肺的負擔，提高安靜時的吸氧量；限制呼吸運動，導致肥胖—呼吸綜合症；心包外層脂肪限制心臟舒張，影響心肺功能；糖尿病發病率提高 1.4 倍；心肌梗塞發病率增加 1 倍，冠心病死亡者有一半以上為肥胖者；易併發高血壓、脂肪肝、膽結石、外科手術麻醉併發症；體重過大，導致下肢關節炎、扁平足等。

肥胖的主要診斷標準有以下幾種。

（1）根據身高與體重的關係推算標準體重：常用公式

如下：

標準體重（kg）＝身高（cm）－100（身高155cm以下者）

標準體重（kg）＝〔身高（cm）－100〕× 0.9（身高155cm
以上者）

在標準體重上下 10%範圍內為正常體重；超過標準體重 10%～19%為超重，超過 20%為肥胖。

肥胖程度的劃分：體重超過標準體重的 20%～30%，為輕度肥胖；超過標準體重的 31%～50%，為中度肥胖；超過標準體重的 50%以上，為重度肥胖。

（2）體重指數：

體重指數＝體重（kg）／身高^2（m^2）。

男性的正常範圍為 21～25 （kg／m^2），女性則為 20～25（kg／m^2），超過 27 （kg/m2）為肥胖。

（3）體脂測定：測試方法有水下稱重法、皮褶測量法、阻抗法等。

男性體脂百分比的正常標準為 15%，女性為 22%。男性超過 25%、女性超過 30%為肥胖。

肥胖的根本原因是能量的攝入大於能量的消耗，因此肥胖的治療應以調節能量攝入與能量消耗之間的關係為主。通常採用三種方法造成能量負平衡，達到減輕體重的目的。

（1）飲食療法：減少食物中的能量攝入。

（2）運動療法：在保持正常能量攝入的情況下，增加每天運動量，使能量消耗增加。

（3）運動加飲食療法：既減少能量攝入，又增加能量消耗，是最合理最有效的減肥方法。

此外，還可採用氣功鍛鍊或藥物療法作為輔助治療手段。下面重點介紹一下單純性肥胖的運動療法。

一、運動療法的作用

（1）醫療體育由肌肉運動調節代謝功能，促進脂肪分解。肌肉運動可改善神經內分泌系統對新陳代謝的調節作用。肌肉運動需要大量的能量，短時間的劇烈運動主要由糖燃燒來提供能量，較長時間中等強度的運動主要由脂肪燃燒來提供能量。

在運動時肌肉對血液內的游離脂肪酸的攝取和利用加強，血液則從脂肪細胞內加速釋放游離脂肪酸來獲得補充，結果體內脂肪減少，體重下降。

肌肉運動還能提高血液內葡萄糖的利用率，防止多餘的糖轉化為脂肪，減少了脂肪的形成。體內脂肪減少後，可避免因脂肪在實質性器官，如心臟、血管及肝臟內的沉積而引起這些器官的合併症。

（2）肥胖者有相對的心功能不全，較輕微的活動即心跳加快，醫療體育可逐漸加強心肌收縮力量，改善心功能，增加血管的彈性和血循環的動力。

肌肉運動還可改善血液循環的心外動力因素，如加快外周血液向心臟回流，因而減輕心臟的負擔，改善心臟對體力活動的適應能力。

（3）肥胖者有相對的呼吸功能不全，開始運動時常出現氣喘現象。透過醫療體育的鍛鍊，特別是呼吸運動能增加胸廓和膈肌的活動範圍，加深呼吸，改善肺的通氣功能。

二、運動療法的方法

運動減肥主要以耐力性運動為主，輔以具有一定負荷的醫療體操及球類運動等，有條件的可配合水浴。可根據肥胖者的體質和個人愛好選擇運動項目。每天最好早、晚各做一遍，開始運動前要有 5～10 分鐘的準備活動，運動後要有 5 分鐘的整理活動。

1. 耐力性運動

耐力性運動的方式有步行、慢跑、划船、爬坡等，在體療室中則常用功率自行車、跑臺、划船器、上肢功率器等。常用的耐力運動方法如下。

（1）步　行

200～600 公尺平路　用 30～50 公尺／分的速度行走，每走 100 公尺休息 5 分鐘。

800～1600 公尺平路　用 50～100 公尺／分的速度行走，路程中及路程結束時各休息 5 分鐘。

2000 公尺路程　用 40～50 公尺／分的速度走 1000 公尺，休息 8 分鐘。返路亦用同樣速度走完 1000 公尺，休息 8 分鐘。

（2）慢　跑

先以 130～140 公尺／分鐘的速度慢跑 1000 公尺，可分次完成。待適應後，每週或每兩週增加 1000 公尺，一般增至 3000～4000 公尺即可。

（3）功率自行車

功率可從 20 瓦開始，每 5 分鐘增加 20 瓦，當心率達

到要求後，再持續運動 15～30 分鐘。

（4）球類運動

通常適合肥胖者參加的球類運動有羽毛球、乒乓球、網球、排球、籃球等項活動。每次活動以 20～30 分鐘為宜，活動時應避免體育比賽時那種緊張激烈的爭奪。

2. 醫療體操

醫療體操主要進行軀幹和四肢大肌肉群的運動。由於大多數肥胖者的脂肪沉積在腹部，所以廣泛採用腹肌運動，可以優先消除此肌肉附近的脂肪積聚。常用的有以下幾節。

第一節　屈伸腿運動

預備姿勢：仰臥位，兩臂自然伸直於體側。

動作：（1）屈曲左側髖、膝關節，盡量用力，使膝貼近腹部（圖 8-1A）；

（2）伸直左腿成預備姿勢。然後屈伸左腿，左右交替各重複 6～8 次。

第二節　抬頭轉體擊拳運動

預備姿勢：仰臥位，兩手握拳屈肘於體側。

動作：（1）上體抬起 45°，向左側轉，同時右拳向左前方擊出（圖 8-1B）；

（2）還原成預備姿勢。然後反方向進行，擊左拳，左右各重複 6～8 次。

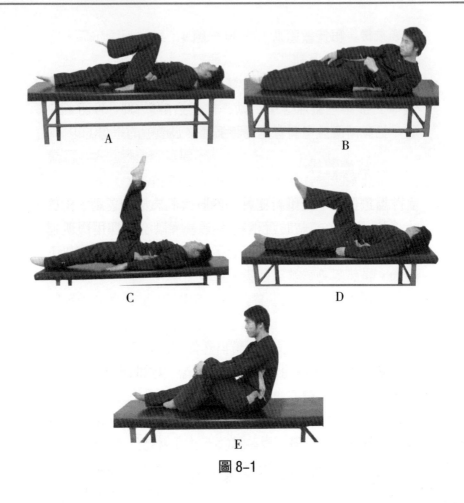

圖 8-1

第三節　單直腿上抬運動

預備姿勢：同第一節。

動作：（1）右腿上抬，膝關節保持伸直（圖 8-1 C）；

（2）還原成預備姿勢。然後抬左腿，左右交替各重複

6～8次。

第四節　自行車式運動

預備姿勢：同第一節。

動作：（1）兩腿同時交替屈伸，好像蹬自行車（圖8-1D）；

（2）蹬10～12圈後休息片刻，再重複一遍。

第五節　起坐抱膝運動

預備姿勢：同第一節。

動作：（1）兩臂側平舉，吸氣，然後上體抬起，屈左腿，兩手抱膝，呼氣（圖8-1E）；

（2）還原成預備姿勢。反向動作，抱右膝，左右各重複6～8次。

第六節　屈伸雙腿運動

預備姿勢：同第一節。

動作：（1）兩腿併攏用力屈曲，兩膝盡量貼近腹部（圖8-2A）；

（2）還原成預備姿勢。反覆進行10～12次。

第七節　直腿上下運動

預備姿勢：同第一節。

動作：（1）直腿交替上下同時擺動，擺動幅度不宜太大，似打水（圖8-2B），15～20次；

（2）還原成預備姿勢。休息片刻後再重複15～20

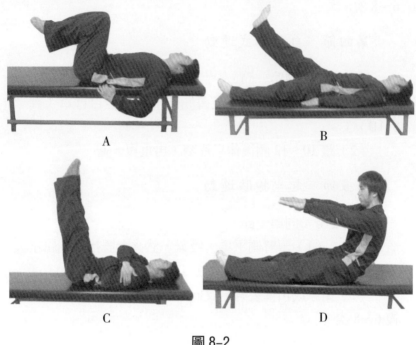

圖 8-2

次。

第八節　雙直腿上抬運動

預備姿勢：同第一節。

動作：（1）兩腿伸直併攏抬起堅持片刻（圖 8-2 C）；

（2）還原成預備姿勢。重複 10～12 次。

第九節　仰臥起坐運動

預備姿勢：同第一節。

動作：（1）兩腿伸直固定不動，上體起坐兩臂前伸（圖 8-2D）；

（2）還原成預備姿勢。重複 10～12 次。

脂肪沉積在腰、背、肩部的肥胖者在醫療體操中應包括啞鈴和拉力器運動。

三、注意事項

（1）鍛鍊前應經醫生檢查，是否有心血管系統合併症。根據測定的運動、呼吸和循環功能，以及個人的不同體質，選擇適當的運動項目和運動量。在鍛鍊期間應定期進行醫務監督，以便及時調整運動量。

（2）在運動鍛鍊的同時，要注意控制飲食，尤其要少食脂肪和糖類食物，必要時還應適當控制飲水量。

（3）鍛鍊時要避免單純追求減輕體重而任意加大運動量，以免引起不良反應。

（4）鍛鍊要循序漸進，長期堅持。

第九章

神經系統疾病的體育康復

第一節　腦中風的體育康復

一、腦中風概述

腦中風是對急性腦血管疾病的總稱，也稱腦血管意外、腦中風。急性腦血管病是指各種原因使腦血管發生病變引起腦部動靜脈出血或缺血性改變，導致相關區域神經功能缺損的疾患，包括出血性卒中和缺血性卒中兩大類。前者佔 15%～20%，後者佔 80%～85%。臨床上最常見的是腦出血、蛛網膜下腔出血、動脈硬化性血栓性腦梗塞、腦栓塞及短暫性腦缺血發作。

本病常見的原因是動脈粥樣硬化、高血壓、糖尿病、心臟病、腦動脈瘤和動靜脈畸形，也可見於腦動脈炎、外傷、血液病及腫瘤等。增齡、家族遺傳史、肥胖、吸菸、酗酒、高鹽高脂飲食、口服避孕藥等是其重要危險因素。

腦中風是中國前三位死因之一，佔全國的第二大死因，在北方某些地方躍居第一位。流行病學調查表明，腦中風發病率高，且有上升趨勢和發病的低齡化傾向，1983

—1985 年調查結果表明中國腦中風發病率為 120～180 / 10 萬，每年新發病例 130 萬～150 萬，近年有報導腦中風發病率為 219 / 10 萬，每年新發病例是 220 / 10 萬，患病率為 719 / 10 萬，據此計算中國現存的患者約達 700 萬人。

儘管醫學在不斷進步，但腦中風的死亡率仍很高，每年達 80～120 / 10 萬，約合 100 萬人；存活者 70%～80%遺留有不同程度的殘疾，重度殘疾者佔 30%～40%；並且這些患者復發率可達 41%；據估計中國每年用於腦血栓住院期間的直接治療支出是 97 億元，如果加上出院之後進行預防和康復的醫療費用是 300 億元。因此，腦中風不僅給個人生活、學習、工作、社交帶來極大困難，也是造成家庭和社會沉重負擔的重要因素，積極防治腦中風、促使患者早日康復是全社會勢在必行的重要任務。

病理上缺血性腦中風主要由於血栓或栓子阻塞營養一定腦區的血管，導致該腦區缺血缺氧、代謝障礙、細胞內鈣離子超載、有毒的興奮性氨基酸作用、自由基損傷、炎症反應、細胞電生理變化、離子代謝紊亂等，終至細胞衰竭、死亡。

大體標本上表現為隨時間進程逐漸出現的組織壞死、液化和瘢痕形成。但在缺血性腦中風發生 6 小時內，缺血灶周圍腦組織雖然血流及代謝降低，細胞仍存活，稱之為缺血半暗帶，抓住時機，及時恰當的治療可挽救細胞功能，減少神經缺損與致殘。

出血性腦中風基本病理變化是佔位效應和血腫周圍腦組織缺血導致的神經細胞損害、破壞，神經功能受損。佔位效應指血腫的體積壓迫腦組織，或由於腦脊液循環通路

受阻，導致腦積水壓迫腦組織，產生腦功能障礙使之缺血缺氧、血腫滲出各種血管活性物質，細胞周圍大量炎性細胞浸潤，加劇腦細胞代謝紊亂、壞死。

血腫周圍腦組織缺血缺氧，代謝降低，功能下降，也稱出血半暗帶。大體觀察可見，急性期血腫形成，隨發病時間推移，血塊溶解，血腫逐漸吸收，小灶者形成膠質瘢痕，範圍較大者形成中風囊。

腦中風基本臨床特徵為：運動功能障礙——典型表現是偏癱；深淺感覺功能障礙、失語、構音困難等言語功能障礙、認知功能障礙、大小便控制功能障礙及顱神經功能損傷如吞咽功能障礙等。此外，如果早期治療處理不當或長期臥床還可造成廢用、誤用或過用綜合症。這些也是腦中風的致殘特點。

腦中風的治療原則遵循早期治療，卒中單元綜合處理，三級康復，促進存活和功能恢復，最大程度地減少殘疾。在實驗研究的基礎上，臨床治療方法近年來取得長足進展：早期溶栓、精確定位經顱血腫清除、抗興奮性氨基酸、抗炎、抗自由基治療、標準化卒中單元管理、早期康復介入等措施，大大改善了患者的生存和生活質量。

二、腦中風的體育康復機理

腦和脊髓的可塑性是腦中風體育康復治療的基本理論基礎，大量的研究及臨床實踐揭示，在適宜頻率和強度的刺激存在下，損傷的腦功能可以出現一定程度的恢復，腦組織內可以產生解剖結構、生理功能和生化代謝上的改變，表現為神經突觸膜電位在時間和空間上的疊加和積累，

休眠神經元的基因表達增加，神經細胞活化，潛伏神經通路的啟用（unmasking）；神經軸突的發芽（sprouting）和樹突量的增加；失神經支配後神經元胞體發生超敏感性（denervation super-sensitivity）變化。

反覆、大量、適當強度地主動性訓練刺激，可以使腦內神經突觸間發生長時程增強電位或長時程壓抑電位變化，這種變化正是學習和記憶的前提，因此，腦的可塑性依賴於腦的學習和記憶功能。任務定向性的重複訓練可以重塑大腦皮質的神經元聯繫，使原先無此功能的相鄰腦區替代損傷神經元的功能。

許多研究發現即使是成年動物的大腦皮質也具有化學和解剖學的可塑性，在豐富環境的刺激下，動物每個神經元都有更高神經營養因子基因表達和較多的樹突分支和突觸聯繫。大腦皮質複雜的、多腦區、對稱性運動支配的特點，為單側損傷後雙側支配發揮作用，以及主要腦區損傷後輔助腦區發揮作用奠定了基礎。

近年來，隨著醫學影像技術的發展，利用 fMRI（功能性核磁共振）、PET（正電子發射電子計算機斷層）、MEG（腦磁圖）等技術，在體、無創地了解人類腦中風康復訓練後腦內結構和功能發生的可塑性變化，真實地再現了人類的設想和動物實驗的結果。

三、腦中風的體育康復方法

1. 腦中風運動功能障礙評定

腦中風偏癱的本質是腦損傷後運動系統失去了高位運

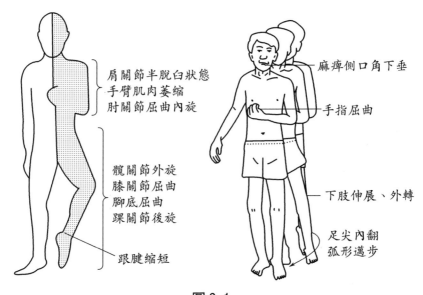

圖 9-1

動中樞的控制,從而使低級運動中樞控制的原始的運動反射釋放出來,表現出肌張力增高、姿勢異常、肌群間協調運動困難,出現異常運動模式,不論做何種活動都使用整個肢體參與的共同運動,或兩側、兩個肢體參與的聯合反應來完成。典型的偏癱異常運動模式為上肢屈肌痙攣或伸肌痙攣模式,下肢伸肌痙攣模式如圖 9-1。

脑中風自然恢復也遵循一定規律,經歷肌張力低到肌張力逐漸增高,聯合反應、共同運動出現和嚴重痙攣三個時期。如果適當干預,運動功能可逐漸改善,痙攣的肌肉張力降低,功能性分離活動、精細活動和速度運動出現。

據此瑞典學者 Brunnstrom 發展了脑中風運動功能評價方法(表 9-1),不僅可以檢測運動水平和康復治療效

表 9-1 Brunnstrom 偏癱運動功能評價方法

分期	上　肢	手	下　肢
I	無任何運動	無任何運動	無任何運動
II	僅出現協同運動的模式	僅有極細微的屈曲	僅有極細微的屈曲
III	可隨意發起協同運動	可做鉤狀抓握，但不能伸指	在坐和站立時，有髖、膝、踝的協同性屈曲
IV	出現脫離協同運動的活動：肩 0° 屈肘 90° 時，前臂可旋前旋後；伸肘，肩前屈 90°	能側捏及鬆開拇指，手指有伴隨的小範圍的伸展	坐位，屈膝 90° 以上，踝背屈；屈膝、屈髖情況下踝背屈
V	出現相對獨立於協同運動的活動：肘伸直時肩外展 90°；肘伸直、肩前屈 30°~90° 時，前臂旋前旋後；肘伸直，前臂中立位，手臂上舉過頭	可做球狀和圓柱狀抓握；手指可共同伸展，但不能單獨伸展	健腿站立，患腿可先屈膝後伸髖；伸膝情況下踝背屈
VI	運動協調近於正常，指鼻試驗無辨距不良但速度比對側慢（≦5 秒）	所有抓握均能完成，但速度和準確性較對側差	站立位，髖關節外展超出抬起該側骨盆所能達到的範圍；坐位伸膝時，下肢內旋、外旋；可快速踝背屈

果，而且可用於指導康復訓練。

在此基礎上 Fugl-Meyer 和上田敏進一步對該評價方法進行細化和定量化研究，使之更加完善，具體方法請查閱有關參考書。

2. 腦中風的體育康復治療方法

腦中風體育康復治療的核心內容是運動控制訓練，恢復高級運動中樞對運動器官的運動活動控制。

運動控制訓練是指用各種方法對中樞神經受損傷人體的軀幹和四肢肌力、肌張力、平衡能力、協調能力進行矯正和訓練，誘發正常姿勢反射和平衡反應出現，從而產生接近於正常的功能性運動活動。

體育康復訓練原則：強調早期介入、患者主動參與、利用各種感覺刺激、按運動發育規律進行功能性活動訓練。

體育康復治療方法主要有以下幾種。

（1）Rood 方法：也稱多感覺刺激療法。它主張利用拍、打、刷、冰刺激表面皮膚，或震動刺激肌肉，或牽拉、擠壓刺激關節等措施，由感覺反饋回路調節脊髓傳出纖維的興奮性，從而改變特異性靶肌肉的肌張力，激發和協調肌肉的隨意活動。

（2）Bobath 方法：抑制中樞神經損傷後異常運動模式的形成和發展，根據運動和神經發育規律，充分利用原始的姿勢反射活動和各種平衡反應調節肌張力，逐漸促進正常運動模式形成，進而使患者從事各種功能活動。如抗痙攣體位擺放、反射性抑制模式（reflex-inhibiting pattern，RIP）、輔助的或自主的抗痙攣肢體活動、軀幹活動、翻身活動和起坐活動及誘發平衡反應等。

（3）Brunnstrom 方法：利用聯合反應、共同運動和原始的反射活動，啟動運動功能的恢復，然後再調整刺激方式，修正錯誤運動模式，使之成為功能性活動。在軟癱

期應用較多。

（4）PNF 技術：應用本體感覺刺激促進肌肉收縮，增強肌力、關節穩定性，增加活動協調性，擴大關節活動度，促進功能活動的方法。如節律性啟動、緩慢逆轉技術等。

（5）運動再學習方法（Carr & Shepherd 方法）：中樞神經損傷後運動功能的恢復是一個再學習的過程，在這個過程中治療師要設計符合患者相應水平的作業或功能性活動，布置活動的環境，激發患者的訓練動機、興趣，教育患者集中注意力克服不需要的肌肉活動，反覆練習正確的運動，從而達到恢復隨意控制的功能性活動的目的，即類似作業治療的較為實際的訓練方法。

（6）引導式教育方法（conductive education）：根據神經心理學、神經生理學和教育學原理，在精心設計、嚴密組織的系列作業活動中鍛鍊功能能力，發展人格和增進人際交流。訓練採用小組集體練習，在特定的輔助環境中進行，邊說邊做，腦體並用。

這些方法是經過多年實踐，比較獨立成體系的方法。近年來也逐漸發展了一些新的治療方法，如減重訓練方法、強制性誘導運動訓練、功能性神經肌肉電刺激療法等，有針對性地解決了偏癱患者的某些問題。

（1）減重訓練：利用減重訓練器械將患者的軀體支撐起來，在患者不能完全支撐體重或平衡能力較差或下肢痙攣較重影響步行的情況下，幫助承擔患者部分體重，訓練患者早期、安全步行。隨著患者情況好轉，減重比例逐漸減少，最大減重量可達 60%～80%體重。

（2）強制性誘導運動訓練（constraint-induced movement therapy，CI）：強制性誘導運動訓練的定義是限制患者受損較輕肢體或健肢，誘導患者集中、大量、強化使用患側，避免習得性廢用（learned nonuse）。訓練量為每天至少練習 6 小時，或清醒時間的 90%，連續 10～15 天；訓練的內容既包括治療性室內運動功能訓練，更主要的訓練是提高患者在實際生活中應用患肢的能力。由於該方法訓練量大，花費高，患者難以堅持，因此現在提出了改良的強制性誘導運動訓練的方法。

改良方法要求患者每週進行 3 天，每次半小時的集中強制性誘導運動訓練，其餘時間自行訓練，持續 10 週，同時每週限制受損較輕肢體或健肢時間 5 天，每天 5 小時。研究表明依然有效。

3. 腦中風的體育康復治療程序

腦中風體育康復程序從急性期開始，由床上活動，到床邊坐位、站位、轉移活動，最後到步行及上肢功能性活動。

（1）床上抗痙攣體位擺放：仰臥位和側臥位時，注意是患肩和患髖前伸，防止後縮，患側上肢伸展稍外展，前臂旋後，拇指指向外方。患腿外側襯墊防止外旋，患膝微屈，患踝避免跖屈。圖 9-2 為臥位姿勢的擺放。

（2）軟癱期的床上體位變換：癱瘓、昏迷和尿失禁等患者極易引發褥瘡。經常變換體位，保持適當的姿勢和清潔對預防褥瘡十分重要。同時也可預防痙攣模式出現。一般每 1～2 小時變換體位一次。

（3）被動運動肢體：先從健側開始，由肢體的近端到

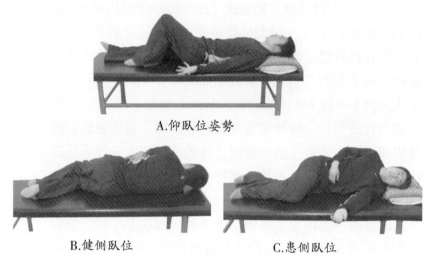

A.仰臥位姿勢

B.健側臥位

C.患側臥位

圖 9-2

遠端各個關節運動方向順次進行，每個關節活動 5～10 次，每天 1 次。注意早期軟癱期不要大量被動活動關節，避免損傷。該活動目的是促進血液循環，保持關節活動度，增加感覺輸入。

（4）上肢自助運動：雙手手指交叉在一起，利用健側上肢帶動患側上肢的活動。具有促進患肢活動恢復和抑制痙攣的作用。

（5）翻身活動：開始在訓練者的幫助下，雙手交叉、雙腿屈曲向兩側翻身練習。增加軀幹肌力量和協調，促進平衡恢復。

（6）橋式運動：仰臥位，雙膝屈曲，足平放在床上，慢慢將臀部抬起，保持 5～10 秒鐘後再慢慢放下。隨著功能好轉，可過渡到單腿橋式運動和床邊橋式運動（圖

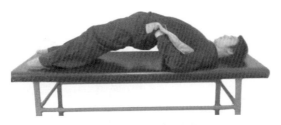

圖 9-3　橋式運動

9-3）。該活動有利於伸髖、步行以及日常生活活動。

　　（7）臥—坐轉移訓練：先由仰臥位轉向側臥位，然後，將雙腿放到床邊，抬頭抬肩，手臂支撐坐起。需要時，治療師可輔助完成，兩側訓練尤佳。訓練起到促進軀幹控制能力和平衡恢復的作用。

　　（8）誘發平衡反應促進坐位平衡訓練：坐位雙手交叉，手臂前伸向兩側側伸、轉體，雙腿平放在地面上，調整姿勢不致失去重心，恢復坐位平衡訓練。也可用手推動患者，或進行扔、接球活動，使其不摔倒，訓練平衡反應。站位平衡可用同樣方式進行。作用為誘發平衡反應，促進患腿負重。圖 9-4 為坐位平衡訓練，圖 9-5 為站位平

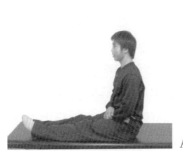

A

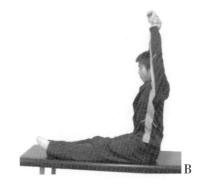

B

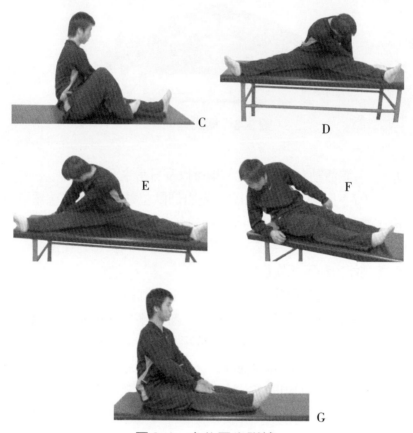

圖 9-4　坐位平衡訓練

衡訓練。為避免不良刺激，訓練期間不能在足底放任何支撐物，手不要握物品，以防刺激原始反射，加重痙攣模式。不要用力拉拽患臂，以避免肩關節損傷和肩痛。盡量避免患側肢體靜脈輸液，以防加重患肢肩手綜合症病情。

（9）坐站轉移訓練：利用已形成的軀幹控制能力前屈軀幹，屈膝，身體重心前移，伸直軀幹，伸直雙腿，重心

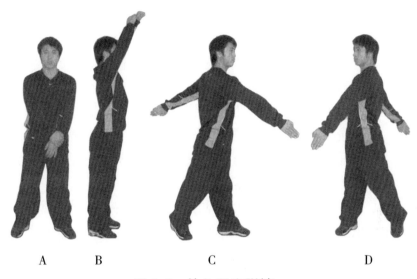

A　　B　　　　　C　　　　　　D

圖 9-5　站位平衡訓練

後移，上升，站起。此過程中治療師可予以不同程度的輔助支持。訓練中可應用上述各種訓練方法。

（10）下肢負重訓練：訓練患者的軀幹姿勢控制、重心轉移能力，為步行做準備。起床站立每日 10～30 分鐘，目的是促進軟癱患者恢復站立感覺，抑制痙攣患者足下垂，增強下肢負重能力，可分為床邊雙腿負重訓練，單腿負重訓練。雙槓、下肢支具、平衡儀等可輔助或反饋訓練下肢負重。訓練進程由雙腿負重，進展到單腿負重，再到前後足負重、步行中負重等，逐漸增加難度和功能性。負重訓練可促進站立平衡恢復，是行走的前提條件。

（11）步行訓練：減重下（減重器或水下）強化步行訓練、早期利用支具步行訓練，以及治療室、實用環境步行訓練等，促進恢復步行，增加步行速度和功能使用。偏

癱上肢訓練：上臂穩定性訓練，手臂的靈巧、精細功能訓練。偏癱上肢功能訓練要結合作業治療進行。

（12）協調性訓練：在偏癱功能恢復較好時，可利用各種器械和日常生活器具、體育活動進行協調性和全身及肌肉耐力訓練，如划船器練習、功率自行車練習等。偏癱體育康復訓練也要注意肩痛、手腫、攣縮等併發症的預防與處理。其他訓練如言語訓練、吞咽訓練、心理訓練等對運動功能的恢復都有促進作用。

（13）卒中單元：早期康復介入成為卒中單元管理中的重要組成部分，成效顯著。

4.腦中風體育康復治療效果

康復訓練後 3 個月，54%～80%的患者能獨立步行，47%～76%的患者最終獲得不同程度的日常生活活動能力。

第二節　脊髓損傷的體育康復

脊髓損傷（spinal cord injury，SCI）是一種嚴重致殘性傷害，指各種原因所引起的脊髓結構、功能的損害，造成損傷平面以下脊髓功能的障礙，導致患者運動、感覺、自主神經功能改變及多種併發症的發生。由於主要發生在人生的青壯年時期（40 歲以下），及其高死亡率、高致殘率，脊髓損傷的發生不僅嚴重影響個體生活質量，而且給家庭和社會增加極大的負擔。

研究證實：早期、系統的康復治療可減少併發症、縮

短住院日、降低治療費用、提高治療效果，不僅使患者生活自理能力得到明顯改善，而且使部分患者透過職業訓練後恢復工作、重返社會，因此，對脊髓損傷患者積極開展早期、系統的康復治療具有重要意義。

一、臨床診治

(一)病 因

脊髓損傷的病因主要包括：脊柱脊髓的創傷、疾病、畸形和腫瘤等，其中，創傷是引起脊髓損傷的最常見原因，由創傷所引起的脊髓損傷稱為外傷性脊髓損傷，佔脊髓損傷的 90%以上，其他各種原因所引起的脊髓損傷稱為非外傷性脊髓損傷。

1. 外傷性脊髓損傷

在不同國家和地區，外傷性脊髓損傷的發病率和致傷原因有所不同。其發病率在發達國家高於發展中國家，在發展中國家近年呈增高趨勢。資料顯示：在北美地區，外傷性脊髓損傷的年發病率為 25～93 例／百萬人口；在加拿大，1997—2001 年脊髓損傷的年發病率為 42.4 例／百萬（Gwynedd E-Pickett，2006）；在北京地區，據中國康復研究中心統計，80 年代末脊髓損傷年發病率為 6.8 例／百萬人口，2002 年為 60 例／百萬人口，2005 年為 60.2 例／百萬人口。致傷原因在國外依次為：交通事故（40%～50%）、高處墜落（20%）、運動損傷（10%～20%）。

在中國則發生了一定的變化，早期研究表明高處墜落

（58%）為外傷性脊髓損傷最常見的致病原因，其次依次為交通事故（21.8%）、其他（16%）；中國康復研究中心最新研究則顯示依次為：交通事故（52%）、勞動災害（37%）、其他（包括重物砸傷，6%）和運動娛樂中的意外（6%）。

2. 非外傷性脊髓損傷

非外傷性脊髓損傷的病因很多，其中以疾病、畸形和腫瘤最常見。引起脊髓損傷的疾病主要包括脊柱結核、脊髓炎、脊柱化膿性感染、脊髓血管病變（血管瘤、畸形）、脊柱退行性病變等；常見引起脊髓損傷的畸形則主要包括脊柱側彎、脊椎裂、脊椎滑脫；腫瘤則包括脊柱脊髓的原發性腫瘤和轉移瘤。

(二)病　理

因損傷程度和時間不同，脊髓損傷的病理表現不一。

在完全性脊髓損傷，傷後 3 小時脊髓灰質出現多灶性出血，白質尚正常；6 小時左右可出現全灰質出血，白質水腫；12 小時後白質出血，神經軸突出現退變，灰質中神經細胞出現壞死；24 小時灰質出現壞死，白質中多處軸突退變。中晚期時，壞死組織逐漸被吞噬，表現為囊腔形成、組織疏鬆軟化、膠質增生。

在不完全性脊髓損傷，早期也呈現由灰質出血到白質出血、灰質壞死、白質退變的過程，但因損傷程度不一，病理變化輕重不等；中晚期灰質壞死處也形成囊腔，但白質保留。

(三)臨床特徵

主要包括脊髓休克、運動和感覺功能障礙、自主神經功能障礙等，因受傷部位、程度不一，脊髓損傷可表現出不同的特徵。

（1）脊髓休克：指脊髓遭受強烈震盪後，出現暫時性功能抑制，表現為損傷平面以下感覺、運動、反射及括約肌功能喪失，患者呈馳緩性癱瘓。單純脊髓震盪患者常在數小時或數日後功能大部分恢復，最後完全恢復；脊髓損傷者在脊髓休克過後出現損傷平面下運動、感覺、自主神經功能障礙及痙攣。

（2）運動功能障礙：頸段脊髓損傷後，患者出現四肢癱瘓，稱為四肢癱（tetraplegia），胸段及以下脊髓損傷後，患者出現損傷平面下的軀幹和雙下肢運動功能障礙，稱為截癱（paraplegia）。

（3）感覺功能障礙：脊髓橫斷時，損傷平面下各種感覺功能受損；脊髓半橫斷時，表現為損傷平面下同側本體感覺障礙，對側痛溫覺障礙；如損傷部位在前，可表現為損傷平面下痛溫覺障礙；在後，則為深感覺與觸覺障礙。

（4）其他：包括大小便功能障礙、性功能障礙及循環、呼吸功能障礙等。

（5）併發症：常見的併發症包括壓瘡、呼吸系統感染、泌尿系感染、深靜脈血栓、自主神經功能障礙、異位骨化和骨質疏鬆等。

(四)診　斷

診斷依據為病史、臨床特徵及影像學檢查。同時，需對脊髓損傷神經學功能分類進行準確判斷。神經學功能評估不僅有助於確定患者的損傷平面、損傷程度，為制定治療目標、治療計劃提供依據，而且可有助於預測患者的預後。目前國際上廣泛採用美國脊柱損傷協會（American Spinal Injury Association，ASIA）的脊髓損傷神經學分類國際標準（表 9–2）。

1. 脊髓損傷平面

脊髓損傷平面是指身體兩側具有正常感覺和運動功能的最低脊髓節段。

感覺平面是指身體兩側具有正常感覺功能的最低節段，由檢查身體兩側各 28 個關鍵點來確定；運動平面是指身體雙側具有正常運動功能的最低脊髓節段，由檢查身體兩側各 10 條關鍵肌肌力來確定。

2. 脊髓損傷程度

脊髓損傷程度的判斷依據為脊髓損傷平面下的最低位骶段（S4–5）是否保留有運動或感覺功能。完全性脊髓損傷是指最低位骶段運動和感覺功能完全喪失，不完全性脊髓損傷指最低位骶段保留有運動或感覺功能。

最低位骶段感覺功能包括肛門皮膚與黏膜交界處的感覺及肛門深感覺，運動功能依據肛門指檢時肛門外括約肌是否存在自主收縮判斷。

表 9-2　美國脊柱損傷協會脊髓損傷神經學分類標準（2000）

節段	運動（肌力在 3 級以上）	感覺
C2		枕骨粗隆
C3		鎖骨上窩
C4		肩鎖關節頂部
C5	屈肘肌（肱二頭肌、肱肌）	肘窩橈側
C6	腕伸肌（橈側腕伸肌）	拇指近節背側皮膚
C7	伸肘肌（肱三頭肌）	中指近節背側皮膚
C8	中指末節指深屈肌	小指近節背側皮膚
T1	小指外展肌	肘窩尺側
T2		肘窩頂部
T3		第 3 肋間隙
T4		第 4 肋間隙
T5		第 5 肋間隙
T6		第 6 肋間隙（劍突）
T7		第 7 肋間隙
T8		第 8 肋間隙
T9		第 9 肋間隙
T10		第 10 肋間隙（臍）
T11		第 11 肋間隙
T12		第 12 肋間隙（腹股溝中點）
L1	屈髖肌（髂腰肌）	T12–L2 中點
L2	伸膝肌（股四頭肌）	大腿前方中點
L3	踝背伸肌（脛前肌）	股骨內髁
L4	拇長伸肌	內踝
L5	踝跖屈肌（腓腸肌與比目魚肌）	足背第三跖趾關節
S1		足跟外側
S2		膕窩中點
S3		坐骨結節
S4-5		肛周

註：C，頸段；T，胸段；L，腰段；S，骶段。

3. 美國脊柱損傷協會殘損指數

美國脊柱損傷協會脊髓損傷神經學分類國際標準依據美國脊柱損傷協會殘損指數（ASIA impairment score，AIS）對脊髓損傷功能障礙的程度進行分級（表 9-3），美國脊柱損傷協會殘損指數源自修改的 Frankel 分級標準。

表 9-3　美國脊柱損傷協會殘損指數

損傷程度	臨床表現
A 完全性損傷	S4-5 無感覺、運動功能
B 不完全性損傷	損傷平面下保留感覺功能，無運動功能保留
C 不完全性損傷	損傷平面下保留運動功能，但至少一半關鍵肌的肌力小於 3 級
D 不完全性損傷	損傷水平下保留運動功能，但至少一半關鍵肌的肌力大於或等於 3 級
E 正常	運動和感覺功能正常

(五)臨床治療要點

1. 外科治療

外科治療的目的主要是為了防止脊髓的再次損傷和繼發性損害，利於脊髓功能恢復；原則是早期脊柱骨折復位、重建脊柱穩定性和有效的椎管減壓；措施包括保守治療和手術治療。

2. 藥物治療

脊髓損傷急性期的藥物治療目的主要是為了防治繼發性損傷和保護神經功能。

（1）甲基強的松龍是美國脊柱損傷協會治療急性脊髓損傷的常規藥物，其治療方案為：傷後 3 小時內應用，第 1 小時 15 分鐘內靜脈輸入 30mg／Kg，間隔 45 分鐘後以 5.4mg／（Kg・h）劑量維持 23 小時。目前國際上對該藥的使用尚存在爭議，其確切療效有待進一步研究，應用時需注意觀察，防止嚴重副反應的發生。

（2）神經節苷酯（GM-Ⅰ）是臨床常用的神經保護劑，Ⅲ期臨床試驗顯示有較好的促進神經功能改善作用，但遠期效果有待進一步研究。

（3）臨床上常用的藥物還包括脫水劑（常用 20%甘露醇）、自由基清除劑及改善脊髓微循環的藥物。

脊髓損傷的藥物治療進展較快，基礎研究顯示：除甲強龍、神經節苷酯外，4-氨基比啶、納洛酮、鎂離子、鋰劑（碳酸鋰）、硫酸軟骨素酶、洛普利蘭、米洛環素、促紅細胞生成素等均具有一定的防治繼發性損傷、保護神經功能和／或促進軸突再生的作用，4-氨基吡啶正在進行Ⅲ期臨床試驗，鋰劑的臨床試驗正在計劃之中。

3. 併發症的防治

第二次世界大戰前，80%的脊髓損傷患者在 3 年內死於併發症；尤其是四肢癱者，常因併發症死亡，因此，脊髓損傷後，要盡早開始對併發症的防治。

4. 康復治療

康復治療是脊髓損傷綜合治理策略中必不可少的一部分，對於防止併發症、促進患者功能改善、提高自理能力和回歸社會具有重要的意義。

常規方法包括運動療法、作業療法、物理因子療法、中國民族傳統康復方法、心理治療、輔助用具的應用和訓練等，本節僅重點介紹脊髓損傷的運動療法。

二、康復評定

康復評定的目的是透過對患者的功能進行全面、準確的評定，為預測患者預後、確定康復目標、制定康復計畫以及指導回歸家庭和社會後的生活提供依據，內容包括如下方面：

(一)神經功能分類

同臨床診斷部分。

(二)軀體功能評定

軀體功能評定包括肌力評定、關節活動範圍的評定、痙攣的評定、運動功能和感覺功能評定、上肢和下肢功能評定、心肺功能評定、膀胱和直腸功能評定、性功能評定等。其中，體育康復中評定的項目包括：肌力評定、關節活動範圍的評定、痙攣的評定、運動功能和感覺功能評定、上肢和下肢功能評定。

具體評定方法詳見功能評定部分。

(三)心理功能評定

在心理功能方面，對脊髓損傷患者主要進行情緒評定，由心理醫生或治療師執行。

(四)功能能力評定

臨床上常利用改良的 Barthel 指數對脊髓損傷患者日常生活活動能力進行評定，利用 FIM 量表進行功能獨立性評定。但研究發現改良的 Barthel 指數敏感性差，不能反映脊髓損傷患者的功能能力變化；FIM 量表不適宜於脊髓損傷患者。目前，很多國家已開始將脊髓獨立性評定量表（spinal cord independence measure，SCIM）作為脊髓損傷患者功能能力評定標準。

SCIM 是為評價脊髓損傷患者的功能能力而專門設計的量表，已經過多次國際試驗驗證，顯示可適用於不同文化背景下的脊髓損傷患者功能能力評定（表 9-4）。

表 9-4 脊髓獨立性評定量表

自我照顧

1. 進食（切、打開罐裝食物、倒、把食物送進嘴、拿裝有液體的杯子）

   0 需要腸外營養，胃造瘺術或完全幫助經口進食。

   1 飲食需要部分幫助或需要穿戴輔助用具。

   2 獨立進食，需要幫助或輔助用具切食物和／或倒和／或開啟罐裝食物。

   3 獨立進食和喝，不需要幫助或輔助用具。

2. 沐浴（抹肥皂、洗、擦乾身體和頭、操縱水龍頭，A－上半身，B－下半身）

A. 0 完全依賴幫助。

1 需要部分幫助。

2 在特殊的環境（浴缸或椅子等）下或使用輔助用具獨立洗漱。

3 獨立洗；不需要使用輔助用具或特殊的環境（浴缸或椅子等，對於健康者是不習慣的）。

B. 0 完全依賴。

1 需要部分幫助。

2 在特殊的環境下（浴缸或椅子等）或使用輔助用具獨立洗。

3 獨立洗；不需要使用輔助用具或特殊的環境。

3. 穿脫衣服（衣服、鞋、永久矯形器、敷料）

A. 0 完全依賴幫助。

1 需要部分幫助穿脫沒有鈕扣、拉鏈、綁帶的衣服。

2 獨立穿脫沒有鈕扣、拉鏈、綁帶的衣服；需要使用輔助用具或在特殊的環境下。

3 獨立穿脫沒有鈕扣、拉鏈、綁帶的衣服；不需要使用輔助用具或特殊的環境；僅在穿脫有鈕扣、拉鏈、綁帶的衣服時需要幫助和輔助用具或特殊的環境。

4 獨立穿脫任何衣服；不需要使用輔助用具或特殊的環境。

B. 0 完全依賴幫助

1 需要部分幫助穿脫沒有鈕扣、拉鏈的衣服和無鞋帶的鞋。

2 獨立穿脫沒有鈕扣、拉鏈的衣服和無鞋帶的鞋，需要使用輔助用具或在特殊的環境下。

3 獨立穿脫沒有鈕扣、拉鏈的衣服和無鞋帶的鞋；不需要使用輔助用具或特殊的環境；僅在穿脫有鈕扣、拉鏈的衣服和有鞋帶的鞋時需要幫助輔助用具或特殊的環境。

4 獨立穿脫任何衣服；不需要使用輔助用具或特殊的環境。

4. 修飾（洗手和臉、刷牙、梳頭、刮鬍子、使用化妝品）

0 完全依賴。

1 需要部分幫助。

2 使用輔助用具獨立進行修飾。

3 不需要使用輔助用具獨立進行修飾。

0～20分

呼吸和括約肌管理

5. 呼吸

　　0 需要氣管插管和持續或間斷輔助通氣。

　　2 氣管插管下獨自呼吸；需要氧氣和較多的幫助進行咳嗽和處理氣管插管。

　　4 氣管插管下獨自呼吸；需要氧氣和較少的幫助進行咳嗽和處理氣管插管。

　　6 不需要氣管插管獨立呼吸；需要氧氣、面罩或間斷輔助通氣和較多的幫助進行咳嗽。

　　8 不需要氣管插管獨自呼吸；需要較少的幫助或刺激咳嗽。

　　10 不需要幫助和輔助設施獨立呼吸。

6. 括約肌管理——膀胱

　　0 內置導尿管。

　　3 殘餘尿量＞100 毫升；無需常規的導尿或輔助性間歇導尿。

　　6 殘餘尿量＜100 毫升或間歇自我導尿；在使用排尿用具（引流裝置）上需要幫助。

　　9 間歇自我導尿；使用外部排尿用具；不需要幫助使用排尿用具（引流裝置）。

　　11 間歇自我導尿；導尿期間能自我控制；不需要使用外部排尿用具（引流裝置）。

　　13 殘餘尿量＜100 毫升；僅需外部引流；引流無需幫助。

　　15 殘餘尿量＜100 毫升；能控制；不需要外部排尿用具（引流裝置）。

7. 括約肌管理——腸

　　0 排便節律紊亂或頻率減少（少於 1 次 /3 天）。

　　5 排便時間規則，但需要幫助（如應用栓劑）；很少意外（失禁少於 2 次／月）。

　　8 排便規律；不需要幫助，很少意外（失禁少於 2 次／月）。

　　10 排便規律；不需要幫助，無意外（無失禁）。

8. 使用廁所（會陰部清潔、便前便後衣服的整理、使用衛生紙或尿布）

　　0 完全依賴幫助。

　　1 需要部分幫助；不能自我清潔。

　　2 需要部分幫助；能自我清潔。

4 能獨立使用廁所（完成所有的任務），但需要輔助用具和特殊的環境（如浴缸）。

5 能獨立使用廁所、完成所有的任務，不需要輔助用具和特殊的環境

0～40分

移動（室內和廁所內）

9. 床上移動和預防褥瘡的活動

  0 所有活動均需要幫助：在床上翻上身、下身、坐起、在輪椅上撐起，需要或不需要輔助用具，但不需要電動裝置。

  2 不需要幫助完成上述一項活動。

  4 不需要幫助完成上述二到三項活動。

  6 獨立進行所有床上活動和減壓活動。

10. 床—椅轉移（鎖輪椅、抬起足托、移動和調節臂托、轉移、抬腳）

  0 完全依賴。

  1 需要部分幫助和／或監護和／或輔助用具（如滑板）。

  2 獨立進行（或不需要輪椅）。

11. 輪椅—廁所—浴盆轉移（如使用廁所輪椅：轉移來或去；如使用普通輪椅：鎖輪椅、抬起足托、移動和調節臂托、轉移、抬腳）

  0 完全依賴。

  1 需要部分幫助和／或監護和／或輔助用具（扶手浴缸）。

  2 自理（或不需要輪椅）。

移動（室內和室外）

12. 室內移動

  0 完全依賴。

  1 需要電動輪椅或部分幫助去操縱手動輪椅。

  2 在手動輪椅上獨立移動。

  3 步行（需要或不需要設施）時需要監護。

  4 借助步行架或拐杖步行（擺動）。

  5 借助拐杖或兩根手杖步行（交替步行）。

　　　6 借助一根手杖步行。

　　　7 僅需要腿的矯形器進行步行。

　　　8 不需要幫助進行步行。

13. 適度距離的移動（10～100公尺）

　　　0 完全依賴。

　　　1 需要電動輪椅或部分幫助去操縱手動輪椅。

　　　2 在手動輪椅上獨立移動。

　　　3 步行（需要或不需要設施）時需要監護。

　　　4 借助步行架或拐杖步行（擺動）。

　　　5 借助拐杖或手杖步行（交替步行）。

　　　6 借助一根手杖步行。

　　　7 僅需要腿的矯形器進行步行。

　　　8 不需要幫助進行步行。

14. 室外移動（超過100公尺）

　　　0 完全依賴。

　　　1 需要電動輪椅或部分幫助去操縱手動輪椅。

　　　2 在手動輪椅上獨立移動。

　　　3 步行（需要或不需要設施）時需要監護。

　　　4 借助步行架或拐杖步行（擺動）。

　　　5 借助拐杖或手杖步行（交替步行）。

　　　6 借助一根手杖步行。

　　　7 僅需要腿的矯形器進行步行。

　　　8 不需要幫助進行步行。

15. 上下樓梯

　　　0 不能上樓或下樓。

　　　1 在另一人的支持或監護下上下樓梯至少3級。

　　　2 借助扶欄的支持和／或拐杖或手杖上下樓梯至少3級。

　　　3 不需要任何支持和監護上下樓梯至少3級。

16. 轉移：輪椅–汽車間轉移（接近汽車、鎖輪椅、移去臂和足托、汽車與輪椅間的轉移、帶輪椅進出汽車）

　　　0 完全依賴。

　　　1 需要部分幫助和／或監護和／或輔助用具。

2 獨自轉移；不需要輔助用具或輪椅。

17. 轉移：地面－輪椅間轉移

0 需要幫助。

1 獨自轉移；需要或不需要適輔助用具（或不需要輪椅）。

0～40 分

總分：0～100 分

（引自：Catz A，Stinal Cord，2007）

三、康復訓練

(一)康復目標

脊髓損傷患者的康復目標常以生活能否自理、在輪椅上能否獨立和能否步行為依據。

對脊髓損傷患者來說，生活自理不同於廣義上的含義，主要指不依賴他人和特殊的輔助器具，能進行床上活動、穿脫衣服、個人修飾、進食、大小便、使用輪椅、穿脫下肢矯形器等。C7 損傷患者基本能自理，C7 以下者完全自理。

輪椅上獨立指能順利地操縱輪椅，完成輪椅與床、廁所、地板等之間的轉移，能在輪椅後輪上平衡。C8 以下損傷者在輪椅上完全獨立。

步行又分為治療性步行和功能性步行。治療性步行是指借助膝－踝－足矯形器（KAFO）或雙拐能做短距離的步行，耗能大、無實用價值，但對骨質疏鬆、深靜脈血栓等併發症有一定的治療作用。功能性步行則具有一定的實用價值，依據步行的速度、距離、耐力又可分為家庭功能性步行和社區功能性步行。T3-12、L1-2、L3-5 損傷者可分別進行治療性、家庭性、功能性步行。

以上述三個方面為依據，不同水平脊髓損傷患者的康復目標可按下表劃分（表 9-5）。

表 9-5 脊髓損傷的康復目標

脊髓節段	完全依賴	大部分依賴	中等依賴	小部分依賴	步行可能性小	用 KAFO 加雙拐可步行但耗能大	用 AFO 加手杖或能獨立步行
C1–3	√						
C4		√					
C5			√				
C6				√			
C7–8					√		
T1–12						√	
L1–S1							√

(二)康復訓練

1. 急性期康復訓練

在患者生命體徵穩定、脊柱穩定性好的情況下，應盡早開始康復訓練。急性期主要進行床邊訓練，目的為防止關節攣縮等廢用綜合徵，為中後期康復做好準備工作。

（1）保持良好姿位：臥床時保持肢體處於良好的功能姿位，防止肢體畸形發生。

① 仰臥位：雙肩向前，枕下墊枕頭以防肩後縮，上肢置於體側，肘伸展，腕背屈 45°，指自然屈曲，頸髓損傷者手握毛巾捲，以防「猿手」形成；髖關節伸展並輕度外展，膝伸展但要防過伸展，踝背屈，可用足板抵住足底，

足趾朝上。

② 側臥位：胸前和後背各放一個枕頭，下面的肩關節前屈置於頭下和胸前的枕頭之間，肘關節伸展，前臂旋後；上面的上肢置於胸前的枕上。髖、膝關節屈曲，兩腿之間放枕頭，使上面的腿輕壓在下面的枕頭上，踝背屈，趾伸展。

（2）體位變換：定時翻身，一般每 2 小時 1 次，以預防褥瘡發生。

（3）坐起訓練：脊柱穩定性良好的患者佩戴圍腰，並在保護下訓練坐起，從 30°開始，每日升高 15°，每次坐 30 分鐘至 2 小時，每日 2 次，直至坐位 90°，如有不良反應時應停止升高訓練。

（4）站立訓練：受傷 3 週後，坐位訓練良好的患者，可在保持脊柱穩定的前提下，利用斜床行站立訓練。一般從 20°開始，角度逐步增加，8 週後達到 90°，如有不良反應降低高度。

（5）被動關節活動訓練：對癱瘓肢體進行被動關節活動訓練，以防止關節攣縮畸形。

2. 中後期康復訓練

中後期康復訓練一般在傷後 2～3 個月經過早期康復訓練後進行，目的是增強患者的肌力、耐力，幫助患者掌握輪椅使用技術、利用自助具的生活技巧，以及可能情況下的站立、步行訓練，從而最大限度促進患者生活自理、回歸家庭和社會。

（1）軟組織牽拉練習：包括　繩肌、內收肌和跟腱的

牽拉，每天至少進行 2 次，每次牽拉 3～5 遍。

（2）關節活動練習：每天 2 次，每次每關節均應做全範圍的關節活動。注意應在痙攣緩解後、無痛範圍內進行。

（3）肌力練習：包括對正常肢體肌力和殘存肌力的訓練，前者的目的是為了增強肌力以補償癱瘓肢體的運動功能；後者則為提高肌力以代償癱瘓肢體的功能。

（4）墊上訓練：

① 翻身。雙上肢伸直，頭、軀幹協同向兩側搖擺，在擺動幅度足夠大時，向希望翻轉的一側用力擺動；另外，還可借助床欄等輔助用具，進行翻身訓練，方法為欲翻向的一側上肢固定，另一上肢和軀幹、頭協同擺動。

② 坐起訓練。需要上肢具有一定的功能，可利用床頭上方的懸吊帶和床位的繩梯進行。

③ 坐位平衡訓練。應從靜態平衡逐步過渡到動態平衡。靜態平衡練習的方法常有：雙手支撐坐位練習、單手支撐坐位練習、雙上肢抬起的坐位平衡練習。動態平衡練習的方法常有：坐位下單手取放物品、坐位下（輪椅上）接、傳、投球訓練等。

④ 坐位的粗大活動訓練。包括支撐訓練、移動臀部訓練及擺放下肢技術。支撐訓練和移動臀部訓練需要肱三頭肌功能存在，從而由雙手用支撐架在墊上支撐，抬起臀部並移動；肱三頭肌功能缺乏而前鋸肌有功能時，可由降低肩胛來抬起臀部，在抬起臀部的同時向與臀部移動相反的方向擺動頭和上部軀幹。

下肢擺放技術：患者一手支撐以保持坐位，另一手牽拉下肢向支撐手一側移動，頭和上部軀幹向下肢移動的反

方向用力，以增加牽拉下肢的力量。

⑤轉移訓練。包括床與輪椅、輪椅與坐便器之間的轉移。一般將腳放在地面上，使腿與地面垂直，雙手支撐，頭和上軀幹前傾，抬起臀部並向側方移動。

（5）輪椅操作訓練：傷後 2～3 個月患者脊柱穩定性良好，坐位訓練已完成，可獨立坐位 15 分鐘以上時，開始進行此項訓練。應注意每隔 30 分鐘左右用上肢撐住輪椅扶手，抬起軀幹使臀部離開椅面減壓一次，以免坐骨結節處形成壓瘡。

①前進、後退、拐彎等訓練。

②乘坐輪椅開關門訓練。將輪椅停在門把手的斜前方，一隻手開門，另一手驅動輪椅進門，輪椅進門後，反手關門。

③上斜坡訓練。軀幹前傾，雙手握住手輪後方用力前推；下斜坡時，上身後仰，靠在輪椅靠背上，雙手輕握手動輪控制下行速度。

④抬前輪訓練。雙手握手動輪，將手動輪向後輕拉，然後快速用力前推，將腳輪抬起，在掌握平衡後，並練習前行、後退、轉彎等操作。

⑤上下臺階訓練。上臺階：將腳輪抬起，軀幹前傾向前驅動後輪，將前輪放在臺階上；用力推手動輪，將後輪推上臺階。下臺階：抬起前輪，驅動手動輪將輪椅後輪推下臺階。

（6）站立訓練：

①平行槓內的站立訓練。患者雙手握槓，雙足稍分開，體重由雙足負擔；重心轉移到右足，同時身體右傾，

然後重心轉移到左側身體左傾；右手放開，利用左手和雙足保持平衡，然後放開左手進行相同練習；放開雙手保持平衡練習，逐步延長時間。

②平行槓外利用腋拐進行站立訓練。患者肩部和足跟盡量靠牆站立，拐杖放於腳趾前外側 15～20 公分處，指示患者將身體重心向一側移動，進行重心左右移動的訓練；在患者具有一定的穩定性後，可進行在身體重心移到一側時，將對側拐杖向前上方，甚至頭頂舉起，左右交替進行；在肩部靠牆時，將兩側的拐杖同時向前上方舉起；利用雙拐支撐，使身體上提，雙足離開地面，然後屈肘使身體下降雙足回到地面，此時，應指示患者立即將拐杖向前方伸出，以保持平衡；指示患者將拐杖前移，肩部離開牆壁，身體前屈，然後復原；肩和髖部同時均離開牆壁，利用雙足和雙拐支撐體重。

注意：進行上述訓練時，患者應佩戴下肢長支具〔髖—膝—踝—足矯形器（HKAFO）或膝—踝—足矯形器〕，治療師應站在患者前方進行指導，並隨患者穩定性的增加逐步增加訓練難度。

（7）步行訓練：傷後 3～5 個月，患者已完成上述訓練，並在需要時佩戴矯形器後進行此項訓練。

①平行槓內行走訓練。

a. 邁至步平行槓內站立，雙手先移向前，握持雙槓，再抬起雙腿擺向前，雙腳落於手的後方；

b. 邁越步雙手先移向前，握住雙槓，抬起雙腿向前擺動一大步，使雙腳落於手的前方；

c. 四點步動作順序為右手 — 左腳 — 左手 — 右腳；

d. 二點步右手左腳向前 — 左手右腳向前，交替進行。

② 平行槓外利用雙拐進行行走訓練。平行槓內行走熟練後，應進行槓外訓練，用雙拐來代替平行槓，訓練方法相同。

（8）上下臺階和樓梯訓練：

① 從前方上階梯的訓練。雙足於臺階邊緣平衡站立，雙拐置於臺階上，伸肘、壓低肩胛骨把雙腳提上臺階，向後擺頭、收縮肩胛骨使骨盆向前。

② 後退上階梯訓練。雙足於臺階邊緣平衡站立，雙拐置於上一級臺階上，伸肘、壓低肩胛骨把雙腳提上臺階。

③ 下階梯訓練。雙拐置於臺階邊緣平衡站立，擺越步使雙腳在下一級階梯著地，並由向後擺頭、收縮肩胛骨使骨盆向前。

進行上述訓練時，還可以一手利用樓梯扶手另一手持拐進行。

（9）安全跌倒和重新站起的訓練：具有一定步行功能的脊髓損傷患者運動、感覺功能受損，在步行過程中極易摔倒，為防止或減輕損傷，需對患者進行跌倒安全性訓練和跌倒後重新站起訓練。

① 安全跌倒訓練。放開手杖，以手掌著地，上肢收於胸前。

② 重新站起訓練。患者俯臥，雙掌撐地；盡量低頭、抬起骨盆，以雙掌和雙足撐在地上；伸出一隻手抓住一根拐杖；利用拐杖和雙足平衡，另一手抓另一根拐杖；放好前臂套環；利用雙拐撐起身體、站直並平衡。

（10）耐力訓練：各種非競賽性球類活動。

第十章

新型康復器械在康復醫學中的發展和應用

　　康復醫學的目的是透過治療性訓練和輔助器具等各種積極手段，使患者殘疾程度有所減輕，讓殘存功能最大限度地發揮作用，以期達到客觀可能實現的康復目標。康復醫學的器材與裝備的使用，是殘疾者達到康復的重要手段之一。

　　康復器械包含較廣，包括鑒定和評價功能損傷程度的儀器裝備、功能鍛鍊和補償的用具，本章主要介紹臨床功能康復訓練中較新的主被動康復訓練器械。

第一節　減重康復訓練

一、減重訓練的基本概念

　　軀幹和下肢承重能力下降是導致步行不能的重要原因，傳統康復治療已採用減重的方式進行早期步行訓練，例如利用水的浮力進行水中步行，利用各類拐杖或助行器減少下肢負重等。但是，都存在一些不足，例如水中運動

需要特殊環境，拐杖或助行器需要患者增加上肢用力，造成步行時身體姿態異常等。

減重（partial weight support，PWS）訓練是以傳統實踐為依據，利用懸吊裝置不同程度地減少上身體重對下肢的負荷，在理論上有利於支撐能力不足的患者早期進行各種步行訓練。

減重訓練的臨床應用可以追溯到 1958 年，Margaret（瑪格麗特）等出版了專著《康復治療中的懸吊療法》，但是由於方法的局限和認識的不足，懸吊療法沒有得到發展。將減重訓練用於神經癱瘓患者的新熱潮，始於加拿大學者 Visintin（維辛廷）等 1989 年的報導，他們發現痙攣性癱瘓者進行 40%減重活動平板訓練 6 週後，平衡功能、步行速度和步行耐力均顯著高於常規訓練組；隨訪 3 個月時訓練組的步行速度和運動恢復水平進一步提高。

減重系統為固定在天花板的滑軌和懸吊帶，減重範圍 0～150 公斤，採用錄影分析系統採集支撐相和擺動相的時相，分析步態的對稱性和時速，發現受累肢體的支撐相時間減少，對稱性改善，步速增加，過去不能步行者現在能夠步行；治療師可以集中精力關注受累肢體，促進步態改善。

減重訓練在恢復步行能力、糾正步態、改善平衡、減輕肌肉痙攣及減少心肺負荷等方面較傳統治療均有很大優勢，同時提高了治療的安全性。它需要根據患者的實際情況和訓練目標選擇恰當的減重程度，國際上普遍採用的減重程度為 40%體重。

二、減重訓練的理論基礎

1. 步行中樞

步行是一種簡單活動，一般情況下，步行不需要大腦皮質參與。一些動物在去大腦後仍然可以爬行，提示脊髓存在爬行或步行中樞。然而人類步行又與大腦皮質的功能有密切聯繫，在複雜情況和特殊任務時，大腦皮質直接參與步行姿態控制。

採用 PET 研究發現，步行時大腦皮質能量代謝活動增加，提示大腦皮質參與了步行活動。而在大腦功能障礙時，皮質下和脊髓中樞的作用就釋放或強化，導致異常的代償性活動，大腦皮質、腦幹、小腦和脊髓功能直接受損或傳導通路障礙可導致不同類型的步行功能障礙，其內在的調控機制十分複雜。

2. 脊髓中樞模式激動源理論

CPG（central pattern generator，脊髓中樞模式激動源）理論是指脊髓中樞在某種刺激後產生反覆神經激動的機制，這是減重訓練的理論基礎。學者提出哺乳動物脊髓存在 CPG，並能產生諸如胃腸蠕動和步行中屈肌和伸肌交替轉換的神經衝動；CPG 存在於脊髓的腹側和中部的兩側，之間有神經信號通訊，以脊髓頸膨大和腰膨大處最多；其神經環路與其他神經環路關聯，最後在 L2-3 整合。

將貓的胸段脊髓橫斷，然後採用懸吊方式將貓在活動平板上啟動「步行」，記錄貓後肢的動作以及肌電活動，

發現貓可以在活動平板上進行肢體交替式行動，並且記錄到規律的肌電活動。提示在脊髓中樞產生了循環發放的神經衝動。這種神經衝動與中間神經元的調控有關。

步行時屈肌和伸肌自發性交替活動的 CPG 理論是，屈肌興奮性衝動由中間神經元抑制伸肌活動，屈肌興奮完成後伸肌的神經興奮釋放，引起伸肌活動，從而在步行動作啟動之後，產生自發性屈肌、伸肌交替興奮。

3. 步行控制的主要因素

脊髓中樞的興奮釋放導致肢體痙攣、僵硬、顫動等，多見於腦中風、腦外傷和高位脊髓損傷。下行控制的阻斷導致肢體無力和麻痺，多見於外周神經損傷和脊髓前角病變。影響步行控制的主要因素包括：

① 髖關節屈肌的牽伸刺激。這是誘導 CPG 的重要因素。限制貓後肢的後伸動作可顯著限制後肢肌電活動，因此屈髖肌攣縮的患者一定要加強牽伸訓練。

② 下肢負重的兩重性。一方面減重訓練是由減輕身體負重，來促進步行，另一方面要注意負重本身可以促進下肢伸肌群的活動。下肢負重降低不改變肌電的時相，但是降低肌電振幅。減重的幅度要降低到患者可以啟動步行的最小程度。

③ 步態的影響。加快步速不顯著改變步行的擺動相，但顯著縮短支撐相。

④ 大腦皮質對步行動作有直接的控制作用。

⑤ 適當下肢負重有利於促進感覺反饋對步行動作的調節作用。

4. 神經功能的自然恢復

失神經支配的過程可以部分甚至全部自然恢復。研究發現去皮質的貓可以自發性地恢復運動、避開障礙物、覓食和進行複雜運動的全部技能。

人體也可能相似，因此，在減重訓練的研究中必須設立對照組，以避免錯誤的結論。

三、減重訓練的主要作用機制

1. 對平衡的影響

減重系統下訓練有助於患者平衡功能的改善，由對患者進行平衡訓練，相對平地行走來說，能延長站立相的時間，而且有更高的協調性、更少的足跖屈痙攣。

對一例進行性核上性痙攣患者進行了共 8 週的減重支持訓練，由功能性伸手取物測試來評價患者身體向前的穩定性平衡。患者在延長站立相的時間和對前、後、左、右等各方向轉身的協調性及穩定性均有很大的提高。同時，患者治療後跌倒的危險性明顯減低。

2. 對步態的影響

減重系統下訓練對於提高患者的步行速度、步態的協調性和減輕肌肉痙攣等方面均有明顯的作用，主要包括：

（1）用電腦控制減重吊帶將人體懸吊，減輕步行時髖部和雙下肢的負重，可能使患者步行中身體重心的分布趨於對稱，提高患者步行穩定性。

（2）減少了步行中下肢相關肌群的收縮負荷，使下肢肌力不到 3 級的患者能提早進行步態訓練，有利於患者的早期下床活動。

（3）下肢關節負荷的減輕可以改善和加大下肢關節的活動範圍。據報導，偏癱和髖關節置換術後的患者在減重平板訓練後患側髖關節的伸展活動範圍增大，步幅相應加大，從而提高了步行速度。

（4）減重狀態下可以調節下肢的肌肉張力，避免和緩解由於早期負重行走帶來的不必要的下肢伸肌協同運動和由這種異常模式導致的足下垂、內翻等病理性步態，可及早輸入符合正常人生理的步行模式，促進正常步態恢復，提高步行能力。

（5）在減重裝置的保護下安全性提高，消除了患者步行中的緊張和恐懼心理，使他們更好地配合治療師的治療，治療師也可以把精力主要放在對下肢異常步態的矯治上。

3. 對肌肉的影響

在一項對偏癱患者進行的研究中，用小腿肌群的動態肌電圖來評價足跖屈時肌痙攣的程度。在擺動期末期比目魚肌最先產生肌電活動。然後觀察比目魚肌與脛前肌的共同肌電活動，結果表明：

腓腸肌早期的肌電活動較少而脛前肌有更多的肌電波形圖。患者在減重治療期間，行走時更加協調而且痙攣減輕。

四、減重訓練在臨床康復上的應用

1. 腦中風

減重訓練是最有效的腦中風步態訓練技術。在不影響肌肉張力和肌力的條件下，能顯著提高患者的步行能力，改善步態參數。

對 14 例無步行能力的慢性期腦中風患者的研究發現，減重訓練可以使患者步行對稱性改善，髖關節擺動相的伸展能力提高、抗重力肌肉的興奮性增高，股二頭肌活動增加，同時非受累側脛前肌活動降低，需幫助步態訓練的治療師由 2 人減少為 1 人。

如果將減重訓練與功能性電刺激結合，則可以進一步提高腦中風患者的步態訓練效果。

傳統的拐杖步行和平行槓步行訓練的目標是減輕患肢的負重。偏癱患者使用不同的拐杖、助行器或平行槓訓練，對步態無顯著有利的影響。相反由於訓練需要患者有強大的上肢支撐力量，上身姿勢往往錯誤，而形成新的不正確步態。採用 40%減重訓練，其步行訓練效果優於平行槓訓練，因此，減重訓練有可能成為最有效的步行訓練技術。

2. 脊髓損傷

目前認為，交互步態可促進下肢感覺反饋，由 CPG 機制產生節律性屈肌和伸肌的肌電活動。感覺反饋、活動平板速度、關節負荷和髖關節位置均可改變肌電的振幅和時間，因此，減重活動平板訓練是完全和不完全性脊髓損傷

康復有效的針對性訓練方法。

這一發現提示 CPG 在人類可能存在，並有可能是脊髓損傷患者康復治療的重要基礎。

3. 骨關節疾病

研究 19 例髖關節置換術後患者，在 15%減重的條件下進行步態評估，發現患者在活動平板運動和持拐步行時，步頻降低，步幅加大，手術側髖關節外展能力提高，步行對稱性改善。

4. 腰椎間盤突出症

一般認為，腰椎間盤突出症腰腿痛的產生，與突出髓核對神經根的機械性壓迫、致炎物質的化學性刺激以及自身免疫等因素造成的神經高度敏感、異位放電等有關。疼痛可以造成肌肉痙攣、脊柱平衡失調、小關節紊亂。

採用牽引治療腰椎間盤突出症在臨床上較為常見，但用牽引床行機械牽引有一定不足之處：

一方面牽引力量有限，不能有效拉開椎體間隙，因為時間一長患者難以耐受，產生腰肌疲勞而酸痛不適；另一方面腰椎間盤突出症患者，由於腰肌保護性痙攣、脊柱側彎、不良姿勢、軀幹肌的協調性降低，易造成腰肌、肋間肌損傷。

減重運動是一種把牽引和主動運動有機地結合起來的一種治療方法。其作用機理，一是使緊張的屈髖肌和腰背肌得到牽張，改善脊柱的側彎和後凸畸形，恢復腰椎生理曲度及脊柱正常受力線，糾正肌肉痙攣造成的脊柱平穩失

調、小關節紊亂和錯位，擴大了神經根管的容積，使受壓部位的神經根狀況得以改善。

二是緩解腰部肌肉和骶棘肌的緊張狀態，相應地增寬了椎間隙，降低椎間盤內壓，有利於膨出的纖維環借椎間盤自身的負壓作用得以回納，從而減輕突出物對神經根的機械壓迫，有利於損傷的修復。

可見，減重運動是在牽引狀態下的下肢主動運動，兩側腰肌受力均勻，使腰椎在冠狀面上呈一直線，從而使腰肌痙攣得以緩解，糾正了不良姿勢及步態。

五、減重步行系統的組成

減重步行系統由兩部分組成：即減重裝置（partial body weight support，PBWS）和電動活動平板（treadmill）。減重裝置主要包括固定支撐架、減重控制臺、電動升降杆、身體固定帶（即減重吊帶）幾個部分。

減重控制臺控制電動升降杆的升降，隨著升降杆的升高，患者被逐漸向上吊起，下肢負重減少，減少的重量可以在減重控制臺上顯示出來，治療師可以按需要從下肢減重 0（完全負重）～100%（完全不負重）調整下肢減重的重量。

身體固定帶類似於降落傘固定帶，使用時需緊縛於患者的腰臀部，固定帶的兩端對稱固定在懸吊支撐架上，患者被固定後也可以由扶手借助步行器滾輪向各個方向移動進行訓練。活動平板用於減重患者的步行訓練，平板運行時間、速度和坡度可以根據需要進行調節，速度和坡度加在一起可以設定出不同的運動強度，以滿足患者的訓練要求。

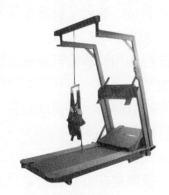

圖 10-1

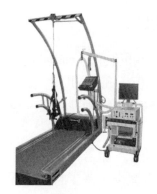

圖 10-2

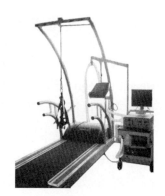

圖 10-3

幾種常見的減重步行系統如圖 10-1—圖 10-3 所示。

六、減重訓練的適用範圍

（1）神經系統疾病：腦血管意外、腦外傷、腦腫瘤、腦部炎症引起的肢體癱瘓、腦癱、帕金森氏綜合症，由於各種原因引起的脊髓損傷後截癱，外周神經損傷引起的下肢肌無力。

（2）骨關節疾病和運動創傷恢復期：下肢關節置換術後的早期下肢負重訓練，骨關節病變手術後功能恢復訓練，骨關節病變緩解疼痛促進功能恢復的訓練，肌腱、韌帶斷裂等運動創傷的早期恢復訓練。

（3）義肢、矯形器穿戴前後的下肢步態訓練。

（4）年老、體弱、久病臥床患者早期小運動量安全性有氧步行訓練。

（5）體重過重、有嚴重關節退行性病變患者的有氧步行訓練。

七、減重步行器的康復訓練方法

1. 減重坐位平衡訓練

治療師扶持患者坐在凳子上，將減重器移向患者使懸吊架在患者頭部正上方，降低懸吊架高度，將固定帶縛在患者腰臀部，鬆緊以患者感到舒適為宜，並保證固定帶左右對稱，兩端向上用力均勻。

逐漸升高懸吊架至減輕患者部分體重，體重減少的量以患者能保持坐位靜態 1 級平衡為度，記錄減去重量的百分比（即減去的重量佔原身體重量的百分比），讓患者維持 5～10 分鐘，充分體會這種坐位感覺。治療師同時要指導患者挺直胸腰，軀幹左右對稱。

經過兩三天的重複訓練後逐漸降低減重的百分比直至患者能在完全負重下坐穩。然後讓患者坐在巴氏球上，重複上面的方法反覆練習直至其坐穩，患者獲得 1 級平衡後可以在最小的減重狀態下坐位完成重心移動取物、推氣

球、上肢作業活動等 2 級平衡訓練，直至完全獨立完成。

2. 減重站立訓練

原則上患者應先進行減重坐位平衡訓練，在患者軀幹控制能力改善、坐位平衡達到 2 級後再進行該項訓練。用直立床站立訓練，患者的下肢已有一定的支撐能力，這時將患者轉移到減重步行器上進行站立平衡訓練，操作過程基本同上，特別注意固定帶在兩大腿內側的平衡。

開始減去的重量以患者雙下肢髖膝伸直位能支撐重量為宜，患者手可以握住扶手，充分體會雙下肢站立的感覺，並在治療師的指導下保持站立姿勢的正確性，可以借助鏡子進行反饋。

經過三四次每次 15 分鐘的訓練，逐漸增加下肢的負重，直至雙下肢能完全負重站穩達到站立 1 級平衡。2 級的平衡訓練內容可以讓患者站立位在固定帶的保護下進行投球或取物練習。

3. 減重坐、站平衡儀訓練

為了保證減重坐、站位訓練的正確性，可以借助平衡監測儀將患者坐、站位身體重心的分布、雙下肢的穩定性、負重情況及時反饋給患者，讓患者進行自我調整，增強治療的效果，完成這項練習只需要患者在進行上面的訓練的同時坐、站在平衡板上，學會控制平衡反饋調節顯示器上的信號，保持訓練中臀部、雙下肢均勻負重，這種訓練可以在達到減去身體重量 30% 的負重狀態下開始進行。

4. 坐—站體位減重轉換訓練

當患者進行由坐位轉換為站位、站位轉換為坐位的體位轉換訓練時，如果下肢力量不足以克服身體重量完成動作或完成該轉換困難，可以借助減重器的幫助。

患者取坐位將減重固定帶繫好後，在患者進行坐轉站活動時啟動減重控制器，隨著懸吊架逐漸上升，患者在減重狀態下由坐位轉為站位。這一過程中強調患者主動地控制以完成動作，並將減重幫助減小到最低限度。站轉坐減重訓練按上面的活動逆向進行。

5. 減重平板步行訓練

患者在完成了減重站立及站立平衡訓練後可以開始進行減重平板步行訓練。不少研究認為在減去身體重量 30% 的下肢負重下平板步行較為適合，但也可以根據患者具體情況選擇減重量，以患者可以邁步為宜。

平板以患者能承受的速度開始逐漸由慢到快，一般在 0.01～2.25 公尺／秒的速度範圍內，每次訓練的時間逐漸延長，一般在 15～30 分鐘之間，每週 3 次。開始訓練時需要在治療師的指導下矯正異常步態，包括指導患者控制骨盆，控制膝關節，防止膝過伸或膝支撐不足，控制踝關節在步行支撐期足著地時的踝背伸和足離地時的踝趾屈。步態的矯正可由 1～2 名治療師指導下完成。

此外，對於年齡較大、平衡功能比較差的患者，可以在減重裝置的幫助下進行踏車訓練，提高下肢綜合協調控制能力。

八、減重步行器注意事項

（1）減重重量要控制適當，以患者減去重量後正好雙下肢能支撐身體為度，避免患者坐在減重吊帶中或完全依賴減重吊帶。

（2）固定減重帶時要注意左右平衡，每次減重前均要將減重機「校零」。

（3）由於患者有感覺障礙，固定減重帶時要注意鬆緊合適，易摩擦的部位要加襯墊，以保護皮膚，防止擦傷。

（4）久病臥床的患者在開始接受減重訓練之前，先進行直立床上體位訓練，防止出現體位性低血壓。

（5）進行減重平板有氧訓練的患者要注意訓練中血壓、心率的變化，有眩暈、心衰、血壓波動過大者訓練要慎重。

（6）減重平板訓練，平板的速度控制適當，避免突然加速或停止。

第二節　等速運動康復訓練

1967 年美國學者 Hislop（希斯洛普）和 Perrine（珀賴因）最先提出了「isokinetic」這一概念，指出「isokinetic 是用專門設備來保持關節的恆定運動速度，以全關節運動範圍，控制肌肉運動速度。

「isokinetic」這一概念，於 20 世紀 70 年代被介紹到中國，當時被譯為「等動」，由於「isokinetic」是指肌肉收縮時肢體移動的角速度不變，故譯為「等速」更為合

適。目前在體育界和康復醫學領域「等速」這一概念已經逐漸被承認並廣泛地使用。

一、等速運動的基本概念和特點

等速運動（isokinetic movements）又稱恆定速度運動（constant velocity movements）也稱做可調節抗阻運動（accommodating resistance training），是指利用專門設備，根據運動過程的肌力大小變化相應調節外加阻力，使整個關節運動按預先設定速度運動，而在運動過程中只有肌張力和力矩輸出的增加。

目前在體育訓練和康復領域中使用的「等長」「等張」是生理學家用離體肌肉對肌肉收縮特性進行研究時所使用的術語，有其局限性。等長收縮僅反映關節運動某一點的力量，無助於肌肉耐力的強化；等張收縮僅在運動範圍的某一部分達到最大收縮，並且負荷只能按最低肌力輸出而定，因此也有缺陷。

等速與等長、等張相比，其顯著特點是運動速度相對穩定，不會產生加速運動，且在整個運動過程中所產生的阻力與作用的肌力成正比，即肌肉在運動全過程中的任何一點都能產生最大的力量。等速運動能依肌力強弱、肌肉長度變化、力臂長短、疼痛疲憊等狀況，提供適合其肌肉本身的最大阻力，且不會超過其負荷的極限。同時可提供多重速度訓練，有助於從神經生理學的角度訓練肌肉，因此，等速運動具有相當高的效率與安全性。

20 世紀 80 年代後期，中國開始引進等速運動裝置，最初主要應用於運動員的肌肉功能評價和運動創傷後的肌

力訓練。近十年逐漸將它應用於康復醫學領域，並已有相當可觀的研究結果。一般來說等速運動在康復醫學上應用於兩個方面：康復評定和康復治療。

二、等速運動在康復醫學中的應用

1. 等速測試在康復評定上的應用

由操作系統和計算機處理系統組成，可以記錄不同運動速度下、不同關節活動範圍內，某個關節周圍拮抗肌群的肌肉峰力矩、爆發力、耐力、功率、達到峰力矩的時間、角度、標準位置和標準時間下的力矩、屈／伸比值、雙側同名肌的力量相差值、肌力佔體重的百分率等一系列數據，具有很好的測試診斷意義。

（1）在運動系統傷病預防上的應用。

國外許多學者報導膝關節屈／伸比值一般在慢速測試時（60°/s）為 60%～69%，中速測試（180°/s）時為 70%～79%，快速測試時（300°/s）為 80%～95%，作者認為就膝關節而言，屈／伸比值是膝關節穩定的一個重要指標，該值偏高或偏低在運動中易使弱肌損傷，並導致膝關節內部結構的損傷；施行相應訓練，可使該值趨向正常，從而預防損傷的發生，提高運動能力。Wilk（維爾克）認為雙下肢同名肌力矩相差值一般在 10%以內，且在不同速度下基本穩定。有研究提示，如果該值超過 20%有臨床診斷價值，弱側容易受傷。

但目前這方面的研究多限於膝關節，其他關節還待於進一步研究。

（2）運動系統傷病治療效果的評定。

由於等速測試系統可以提供一系列重複性較好的客觀數據，因此，可以用來對運動系統傷病進行評估，並在保守治療或手術治療後提供療效參考，幫助選擇合適的治療方法。

等速測試的出現，無疑對評定各種膝關節疾患治療效果具有很大的實用價值。目前已提出了膝關節力量的評分方法與標準表用於評定膝關節傷病患者的治療效果。如綜合此表並同患者主觀感覺、客觀症狀及 X 線診斷進行綜合評定，無疑將為膝關節康復提供客觀標準。

（3）對矯形手術及其他康復手段的療效評定。

等速裝置可提供較準確的數據，故可在康復評定中進行療效評定。等速力矩值可作為綜合療效評定的內容之一，對全髖成形術的術式進行比較。利用 Kin-Com 對完全性肩關節脫位的手術和非手術療法進行分析，有的甚至還利用其做遠期隨訪工作。

（4）對康復方案和康復器械的設計及應用提供參考性建議。

利用 Cybex（賽百斯）Ⅱ對中風患者偏癱側膝伸力矩進行測定，了解膝伸力矩、伸肌痙攣與步速向的相關性，結果發現在中風康復中，針對膝伸力量有目的的訓練對步速提高有意義。

此外，還有學者測定了膝關節以上截肢患者的髖外展力量，並對照健肢和健康者，以提供對截肢患者康復及矯形裝置（如假肢）設計應用的指導性數據。

同時，等速測試結果可為運動系統傷病提供客觀的輔

助診斷。對中樞神經損傷者以等速測試作為輔助診斷方法，在下肢伸直、小腿自然下落狀態下描繪其痙攣曲線，從中可以了解中樞神經損傷的程度。另外，從力矩曲線上也可以診斷髕股軟骨形成、滑膜皺襞綜合徵、髕骨半脫位、前十字韌帶缺陷等疾患。

2. 等速運動在康復治療上的應用

傷後整體康復須注意肌肉靈活性、強度、耐力、血供情況以及神經肌肉的協同性恢復，肌肉訓練中某些客觀指標的測試對於康復是有幫助的。具有如下優點：

（1）安全性：

由於等速裝置產生的阻力是根據使用者不同的運動力量而改變，因此如果使用者在受傷、虛弱無力等情況下，其阻力將隨肌力減小而減小，甚至不產生阻力；另外，由於運動過程中運動速度的恆定，致使肌肉無法產生加速度，因此，等速肌力訓練是一種最安全的肌肉訓練法。

（2）有效性：

等速裝置可產生的阻力遠遠高於使用者運動時所發出的極限力量。即無論使用者用多大的力量，儀器都可回報同等的力量強度，令使用者在任何時候、任何角度都可發出極限力量，以做持續最大強度訓練，從而不斷增強肌肉力量，因此等速肌力訓練是目前最有效的的肌肉訓練儀器。

（3）多重運動速度：

為配合不同的運動功能，等速裝置可提供一系列不同的運動速度，令不同的肌群接受不同的力量訓練，此優點也有別於其他訓練方法。

（4）即時反饋及客觀記錄：

使用者用電腦信息處理系統，清楚地知道自己在訓練中的即時狀況以作不斷改良，並通過客觀指標的記錄，評定訓練效果。

3. 等速肌力在臨床康復中的應用

（1）骨性關節炎

20 世紀 80 年代後，等速技術開始在中國開展，起初主要應用於運動員的肌力訓練，近年來逐步應用於骨性關節炎（Ospeoarthritis，OA）的治療，並取得了較好的效果。對膝關節骨關節病患者關節鏡手術前後膝屈伸肌群肌力進行等速測試，發現術後 1 年關節疼痛及活動度有明顯改善，患膝股四頭肌峰力矩、總作功量和爆發力均有明顯提高，而 NF9F5 繩肌與股四頭肌峰力矩的比值較術前有所降低，故認為術後應加強屈膝肌力的訓練以改善膝關節的穩定性。對膝關節骨關節病患者在全膝置換術前等速測試，明確術後康復的重點肌群，可以最大限度改善膝關節的術後平衡，提高術後的康復效果。

（2）運動損傷

採用等速運動測試儀對 11 例膝關節損傷患者的患側膝屈伸肌進行等速運動訓練，研究膝關節在運動損傷後由等速訓練對膝關節功能恢復及關節周圍肌肉力量的影響，選用在不同測試速度（60°/s、120°/s 和 180°/s）時的屈伸肌峰力矩、單次最大做功量和平均功率等指標對訓練結果進行評定。

結果表明：在運動損傷後的恢復期由等速運動訓練

後，對上述指標均可產生良好的影響，經過膝關節等速訓練，可加速膝關節損傷後的康復過程，對增加膝關節周圍肌肉力量、保持膝關節的穩定性、防治退行性骨關節病變的發生均具有重要的意義。

（3）腰椎間盤突出症

腰椎間盤突出症臨床發病率較高，是引起下腰痛的主要原因之一。由該症引起的腰背肌力改變可能導致患者遷延難癒和反覆發作，評估和糾正這種力學的改變有助於制訂更加合理的康復治療措施，等速運動可以為腰背肌肉功能測試提供合理、精確和全面的手段，腰背肌肌力改變是腰椎間盤突出症的因還是果有待於進一步探討。研究表明等速訓練增強腰背肌肌力，可以在一定程度上緩解腰椎間盤突出引起的下腰痛，增強韌帶的穩定性。

（4）利用等速技術設備進行功能訓練

等速運動可增強骨骼肌的功能。Mannion（曼尼恩）等的觀察已經證實由定期的等速功率踏車訓練可增加股四頭肌的做功。為了比較等速和等張運動的訓練效果及其對骨關節功能的康復作用，Greenleaf（格林利夫）和 Ellis（埃利斯）等對 19 名臥床 30 天的男性進行的不同訓練方法對其下肢（膝屈伸）肌力、肌肉耐力影響的觀察顯示，未進行訓練者在被觀察期間膝伸運動的總功較前下降 16%，接受等張運動訓練者未見下降，接受等速運動訓練者做功較前增加 27%，並且膝屈伸運動的力量增加 20%，而其餘兩組未見增加；採用 B 超檢查大腿各肌肉的厚度發現：與未臥床者相比，未受訓練者股直肌的厚度下降 10%，而接受等速和等張運動訓練者均無下降。

由多個關節聯合運動產生的肢體直線運動，也可採用閉鏈系統（closed kinetic chain）進行等速運動訓練，提高肢體多關節聯合運動功能的康復效果。

三、等速肌力的不同訓練方法

（1）多重速度訓練（velocity spectrum training）：

使用者在不同的預設速度下進行等速肌力訓練，以建立不同的肌力，從而能符合運動或日常生活中不同速度的動作需求。

（2）耐力訓練（endurance training）：

採用低限運動量的方式，來提高使用者的肌肉耐力。

（3）限弧訓練（short arc exercise）：

利用限定動作角度的方式，以避開疼痛的部位或是特別強調某一角度的肌力訓練。

利用等速運動治療運動系傷病，已有大量的研究基礎。有報導顯示快速等速訓練是內、外側副韌帶和前十字韌帶損傷的最合適康復訓練方法，由等速裝置對運動系統傷病進行康復訓練，能夠取得較好療效。對運動員傷後出現的肌力減退予以等速訓練，效果也相當滿意。

此外，新型等速裝置（圖 10-4、圖 10-5）多可提供等長、等張、被動運動、離心等多種運動模式，從而使肌力訓練可綜合多種模式，達到最佳效果。

四、等速裝置使用中的若干問題

等速運動從理論上講具有明顯的優點，為了使其在實際應用中更加準確，需注意以下若干問題：

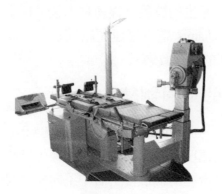 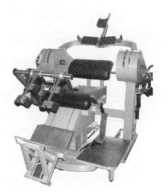

圖 10-4 圖 10-5

1. 檢查者與被檢查者

有研究證實，如果檢查者富有經驗、態度和藹，能取得被檢查者的依賴與合作，並在檢查過程中不斷給予受試者以指導，則會使測定的力矩值明顯提高。

被檢查者對等速裝置的適應能力同樣影響測試和訓練結果，被檢查者應被告知等速運動的基本知識，並被告知測試的目的和要求，有研究證實：實驗組力矩測試值吻合率達 82%～88%，而對照組僅 60%～65%。

2. 測試前必要的準備活動

每次測試前，被檢查者應該進行一定強度的熱身活動，這樣不但能提高中樞神經系統興奮性，而且能熟悉操作程序。有實驗證實：受測關節在 60%/s 下全力收縮 3 次可作為測試前的最低活動量，否則，所測得的值往往偏低於實際肌力矩值。

3. 測試順序

一般講，應先測健側肢體，這樣既可為患側提供基本參考數據，也可使被檢查者了解測試的步驟、方法等，以減少測試中出現不應有的失誤。

4. 裝置本身的問題

由於多種裝置並非同一製造商生產，因此源於裝置本身的問題，也是許多該類裝置普遍存在的問題。受試者的定位和固定影響測試結果，只有經過準確的、可重複的定位，結果才具有可比性。

測試速度的選擇，各類運動角速度不同，如長跑運動員膝關節角速度 240°/s，而短跑運動員為 100°/s，故應根據不同情況選擇不同的速度。

測試裝置的定期校準，多數製造商建議應每 30 天進行儀器的校準，也有人建議最好每兩週校準一次，以保證其準確性。

測試數據的可比性，目前不同儀器的測量數據是不能比較的，儘管都採用相同的測量單位。

五、等速訓練和測試中應注意的問題

研究顯示，受過正規訓練並具有一定實踐經驗的治療師對患者進行等速訓練或測試，較少發生損傷，並且獲得的測試數據較為可靠。

在等速訓練和測試中要求患者必須用最大的力量和速度進行關節主動運動，因此，除了要由正規的專業人員進

行操作外，還需向患者說明有關的注意事項，並採取相應的預防措施，才能防止損傷和意外的發生。

儘管有人對 64 例 22～60 歲的健康受試者在等速訓練和測試過程中的心功能狀態的檢查結論是：對此類受試者的等速訓練和測試並無必要採取特別的預防措施，但是對循環系統疾病患者在等速訓練和測試中心臟生理、生化參數的檢查結果表明了等速訓練和測試對個別患者的心功能仍可能有不良影響。還有人報導，在膝關節的等速訓練和測試中有個別患者發生了急性髕骨脫位。

六、等速測試的禁忌情況

目前較為公認的等速測試的絕對禁忌症如下：
（1）軟組織損傷癒合嚴重粘連；
（2）嚴重疼痛；
（3）嚴重關節活動受限；
（4）嚴重滑膜炎；
（5）骨關節不穩；
（6）急性扭傷。

七、常用等速運動裝置

Cybex：自 1969 年開始使用，隨著電腦技術的發展，由早期的 Cybex I 型已發展至目前的 Cybex 6000 型，Cybex 在世界範圍內使用相當廣泛，已經積累了大量科研資料，利用附件可以測定和訓練踝、膝、髖、肘、肩、腕、腰背等各關節。

Biodex：1985 年其 I 型問世，該裝置可提供等速、等

長、等張、離心、被動等運動模式，也可提供自動程序為患者進行康復訓練，配以附件可測試抬舉功能及工作模擬。

Kin-com：1982 年問世，目前新型號是 OscER，該裝置運動速度為 0～275%/s，力矩極限 432 牛·公尺，被動運動僅能提供 60%/s 單一速度，因此在臨床上應用不多。

Lido：1983 年最早問世的是 Lido Digital，僅能提供等速向心運動，1986 年 Lido Active 問世，可提供離心、向心和被動模式運動，目前尚未見到該型的可靠性及有效性的臨床報告。

其他：除上述較常見的類型，尚有 Ariel、Tru–Kinetics、Physio–Tek、Hydra–teness Gym 等多種，但這些多不能提供前述儀器的多重功能，尚無更多的優勢，因此在臨床上應用受到限制。

第三節　機械振動療法

一、機械振動療法的基本概念

振動是一種十分普遍的物理現象，表示機械系統中的振盪。它由頻率和振幅組成。不論是一種結構或是某種物體的運動，還是作用於機械系統的波動力，從廣義上說都是振動範疇。各種機械設備、人體等都可以看成為一種結構物，它們的振動可統稱為結構振動。在特定的情況下也可用「機械振動」這一術語。結構振動在生活中經常遇到，如心臟跳動、發聲時聲帶振動等。

　　機械振動（mechanical vibration）治療是一種古老的物理療法。關於振動療法的應用，最早可追溯到中國2000多年前的古代中醫推拿手法，諸如「拍法」「抖法」「振法」等就屬於振動療法。

　　如馬王堆帛畫「導引圖」，為西漢初年繪製，帛畫有44個人像，其中一圖為站立捶背圖。又如隋代巢元方所著《諸病源候論》，書中介紹每一病症之後，不列方藥，而列「補養宣導法」，其中有振臂、振臀、振腹等法。這種捶法、振法就是利用人手臂肌作為振動源，由其手與患者接觸，將產生的振動傳達到患部，起到治療作用。這種方法因其有效、簡便，一直沿用至今。

　　國外至今仍有學者將手法振動按摩作為心、肺移植術後在監護病房中進行的預防性理療的一部分。

　　從物理的運動學觀點，可以表象地將振動療法定義為：利用一種物理因素作用於人體，使人體、肢體、體內物質的空間位置發生周期性和／或非周期性的往復變化，以達到治療目的的方法。其中，從理療學的觀點可以將機械振動療法定義為一種利用機械振動源，作用於人體，以達到治療疾病目的的方法。

二、振動的不同分類

　　（1）從產生振動的能源來源可分為：

　　機械振動療法，因機械原因產生的振動，如偏心輪振動器、電磁振動器、手法產生的振動等。電致振動療法，因交變電流產生的振動，如低頻電流導致的肌纖維顫動。磁致振動療法，因交變磁場產生的振動。自主振動療法，

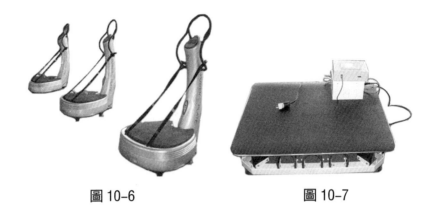

圖 10-6　　　　　　　　圖 10-7

有人體自身引起的振動，如跳動、肌肉過度緊張性顫動、用力過度引起的振動等。目前康復訓練中較為常用的是機械振動來源的康復器械，如圖 10-6、圖 10-7。

（2）從振動對人體的作用範圍可分為：

根據振動作用於人體的部位和傳播方式，可以相對地分為局部振動和全身振動。這在衛生學上有更大意義，因為兩者對人體作用、臨床特徵、副作用以及醫療預防方面的應用有很大不同。

全身振動療法：人體足部或臀部接觸振動通過下肢或軀幹作用於全身，使人體整體發生振動，全身振動的頻率範圍主要在 1～20 赫。

局部振動療法：使某局部接觸振動源，如使人體的四肢、頭部、軀幹或腰臀發生振動，其他部位不動或振動很弱。局部振動的頻率範圍多在 20～1000 赫。肌肉組織振動療法是使人體的某塊肌肉或某組肌肉的纖維發生振動，或使人體的某臟器發生振動，其他部位不動或振動很弱。

振動對人體的作用雖然可以相對地劃分為全身振動及

局部振動，但這種劃分是相對的，因為 100 赫以下的振動即有全身振動作用，所以，在一定頻率範圍內既有局部振動作用又有全身振動作用。

（3）依據振動頻率可分為：

① 次聲振動，頻率低於 10 赫即低於人耳可聞頻率，能量高時對人體極其有害；

② 聲頻振動，頻率為 10 赫～10 千赫即人耳可聞頻率範圍，其中又可分為低頻（100 赫以下）、中頻（數百赫）及高頻（數千赫以上）；

③ 超聲振動：頻率高於 10 千赫即高於人耳可聞頻率（包括高強聚焦超聲）。

人可感受 1～1000 赫的振動，全身最敏感的範圍是 20 赫以下，垂直方向振動的敏感頻率是 4～6 赫，水平方向振動的敏感頻率為 1～2 赫。

（4）依據振動持續時間可分為：

① 持續振動，在治療時間內，振動幅度、頻率保持不變。

② 間歇振動，在治療時間內，振動時有時無。

③ 變頻振動，在治療時間內，振動頻率有變化。

④ 變幅振動，在治療時間內，振動幅度有變化。

後三者組合可生成複雜的治療模式。

（5）依據激勵的控制方式可分類為：

① 自由振動，一般指彈性系統偏離於平衡狀態後，不再受外界激勵的情況下所發生的振動。

② 強迫振動，指彈性系統在受到外界激勵作用下發生的振動，這時即使振動被完全抑制，激勵照樣存在。這是

一種有控制的激勵，並且是由外界控制的。

③ 自激振動，激勵是受系統本身控制的，在適當的反饋作用下，系統會自動地激起定幅振動。但一旦振動被抑制，激勵也就隨同消失。

④ 參激振動，這種振動的激勵方式是由週期地或隨機地改變系統的特性參數來實現的。

三、作用機理

有關振動療法的作用機理可分為直接作用與間接作用兩類。直接作用為機械振動波直接傳遞到器官、組織、細胞等結構而產生。間接作用為機械振動波刺激後由神經、體液的反射、調節而獲得。

直接作用主要生理效應有：刺激呼吸、改善通氣血流比、促進排痰、增強胃腸蠕動、調節血黏度、促進靜脈血液回流、促進淋巴液回流、增加排尿量、增強韌帶肌腱、皮膚組織彈性等。

間接作用主要生理效應有：由神經反射使呼吸加深，由神經反射引起血液成分變動，反射性使排尿量增加。刺激皮膚感受器後，反射性地使局部皮溫升高。振動頸後或腰背區時，可反射性地引起頸部、腰部植物神經支配器官的相應變化等。

四、適應症

已知機械振動療法的主要適應症有：

（1）呼吸系統，老年慢性支氣管炎、慢性阻塞性肺疾病、支氣管哮喘、胸部手術後呼吸困難等。

（2）心血管系統，高血壓、心肌病（心肌肥大、心力衰竭）等的輔助治療。

（3）消化系統，老年性消化不良、便秘、膽囊炎、膽道結石等。

（4）泌尿系統，泌尿系結石（腎結石炎症等）的輔助治療。

（5）皮膚，可用於疤痕軟化等的輔助治療。

（6）骨關節系統，骨折、骨質疏鬆、關節攣縮、肌肉、肌腱等軟組織損傷、肌肉疲勞綜合徵、肌肉痙攣、腰痛（姿勢性）、肩關節周圍炎、頸椎病等。

（7）神經系統，特發性射精障礙、脊髓損傷後射精障礙、周圍神經損傷後遺淺感覺障礙、空間忽略症等。

（8）其他，肥胖症、慢性疲勞徵等的輔助治療。

潛在適應症可能有：局部軟組織粘連、手術後腸粘連、周圍神經卡壓（因粘連、痙攣所導致）、局部損傷後血腫（應 24 小時後開始治療）、頸椎小關節紊亂、腰椎間盤突出（配合牽引）等。另外，可用於提高運動員的運動能力。

五、振動在康復醫學上的應用

1. 在診斷上的應用

振動用於診斷的實例，較為經典的有用於測量聽力及本體感覺等的音叉試驗，較為新型的是利用一種振動測量計（Maxivibrometer）測量振動的感覺閾，或研究感覺缺失的量，且因為它測量範圍廣、可信度高，對研究、記錄嚴重神經病變的發展情況很有意義。特別是糖尿病性神經病

變時，由於生物感覺閾計（Biothesiometer）只能用於輕到中度神經病變的檢測，而此時最大感覺閾值已超出了其測量範圍。因此，振動測量計應用於診斷更具優越性。

另一種新型的膝關節振動信號音譜圖，可以提高膝關節異常的檢出率，它是一種採用計算機輔助，在下肢主動運動時由振動信號放大的聽覺顯示圖，也稱為振動關節圖或 VAC 圖，屬膝關節聽診法。其原理為利用膝關節表面摩擦產生的聲音來評估關節軟骨的退行變化。

2. 在康復治療中的應用

（1）用於功能障礙的治療

① 攣縮。振動療法可以對肌肉、骨骼、關節疾病所引發攣縮問題起到一定的輔助治療作用。對中樞神經疾病患者的肌痙攣、關節攣縮強直等亦可由振動療法而得到一定程度的減輕。故這種療法在康復治療領域，有著廣闊的應用前景。

② 軟組織損傷。用於運動創傷的康復，如改善肌肉拉傷及增進關節囊及肌腱的張力等。因而對關節活動功能的恢復有積極的治療作用。

③ 關節炎。振動治療對於慢性關節炎的疼痛與關節功能受限有較好的改善作用，不僅對普通四肢關節炎，而且對脊柱疼痛、風濕性關節炎同樣有突出療效。

④ 骨質疏鬆。採用振動平臺的方法可用於防治骨質疏鬆症，如有學者應用振動形式的機械刺激來預防因卵巢摘除術後絕經的骨鹽丟失，他們用低強度振動的方式（頻率50赫、加速度 2 克、30 分鐘／天、5 天／週），連續觀察

5 週，骨密度與對照組有明顯差異。這種振動平臺的療法既安全又有效，易於術後早期應用，可預防並治療術後早期骨鹽丟失。

⑤ 骨折癒合。採用機械振動可刺激骨折癒合，用以防治骨折髓內釘固定後所致骨折癒合延遲。該研究應用 0.5 赫機械脈沖振動儀直接作用於股骨內外髁，使經髓內釘固定後的股骨中段骨折斷端產生細微擺動，在骨折後的 4、8、12 週時進行對比觀察發現，骨折內固定後接受細微運動可產生骨折段內應變，進而促進骨折癒合。

（2）用於運動醫學：

① 促進疲勞肌恢復。應用表面肌電圖及等速儀測試肘伸肌伸展力矩及三頭肌的表面肌電活動，結果發現，應用振動療法（60 赫，1 毫米振幅）可以使正常人已疲勞的三頭肌肌力提高，提示該療法可作為一種提高肌收縮力的本體覺反饋治療，可以向職業運動員推廣。

② 改善運動能力。有人觀察了 52 名健康非運動員持續 4 個月的振動干預情況（全身振動：站立於振動平臺上，每天 4 分鐘，3～5 天／週）在開始及 2 個月和 4 個月時測試肌力及平衡情況（跳躍、下肢等長伸肌肌力、握力、往返跑、平臺上姿勢擺動）。結果 4 個月時跳躍有增進；下肢等長伸肌肌力在 2 個月時有提高，而這種提高在 4 個月時又消退，說明神經肌肉對振動刺激的適應性。

觀察表明握力、往返跑、平衡均無變化，說明振動刺激對動態及靜態平衡均無影響。

學者證實，振動訓練可提高肌肉代謝能力進而促進肌肉活動能力。他們研究了全身振動時氧攝入、振動頻率、

振幅及外部負荷的影響，證實振動訓練是一項增進肌力的新型體育訓練。研究表明，全身振動下代謝能力可受振動頻率、振幅及外部負載的控制。

另有學者研究報告了全身振動情況下肌肉活動的衰減情況，肌肉的活動使用表面肌電圖計測量（測量 20 位受試者的股四頭肌、繩肌、脛前肌及小腿三頭肌）。受試者站立於振動平臺上，採用兩種振動，即持續振動與脈沖振動，頻率範圍 10～65 赫，當輸入頻率接近於軟組織自然頻率時，肌肉活動性提高而且增進了振動力的衰減。

（3）用於神經系統疾病的治療：

有學者運用頸肌振動的方法治療空間忽略症，發現頸肌振動對空間忽略症有明顯治療作用，且在結合常規的暴露訓練法後可促使其最終恢復。

採用振動療法治療特發性射精障礙及無慾症、脊髓損傷患者射精障礙，由於其安全、相對有效性及相對低的費用，可作為首選。使用經皮振動刺激治療周圍神經損傷數年後遺的淺感覺異常也有較好的效果。

局部麻醉與振動療法同步運用可減輕口腔注射痛，採用振動式探條擴張術治療食管瘢痕性狹窄。生物共振療法治療過敏性疾病等，運用循環式多向振動配合標準壓力繃帶法治療靜脈性下肢潰瘍，可以提高潰瘍的癒合率且兼有緩解疼痛的作用。

雖然工業振動是腰痛的危險因素之一，但是目前研究提示有針對性的振動治療也可以醫治腰痛。理由是腰痛不僅涉及肌肉而且涉及連接組織及神經系統，而振動治療可以促進肌肉反射通路。

六、振動的副反應

從物理學和生理學的觀點來看，機體是一個複雜的系統，振動的作用不僅可引起機械效應，更重要的是引起生理學和心理效應。而且，同一振動作用於不同的人，其反應可能是不同的。

一般認為，振動頻率 30～250 赫易引起血管痙攣反應，並伴有神經、肌肉系統的障礙，250 赫以上的振動對血管的痙攣作用減弱，而對神經、肌肉系統的影響增強。但高於 1000 赫的振動則難以被人體主觀感受。50 赫以下的低頻振動，主要作用於骨—關節系統、前庭器官，並伴有神經肌肉系統的變化。

振動的副反應可以從局部與全身以及對各器官系統幾方面分別闡述，局部振動病主要為振動性白指（雷諾氏現象），全身性振動副反應主要有運動病又稱暈動病即暈車、暈船等，臨床表現為前庭植物神經功能障礙，如：面色蒼白、眩暈、平衡失調等。

機械振動療法在許多方面有著獨特的治療作用，是康復治療的一種有效手段。但應注意篩選適應症，同時，由於人體對振動刺激的感受適應性，這些振動訓練中的不良反應在臨床應用中需特別加以注意，應確定合理而有效的單位治療時間。

第四節　理療康復器械

理療是應用人工和大自然的物理因子作用於人體，以

防治疾病的方法。綜合醫院的理療科主要採用的有電、光、聲、磁、熱、冷等人工物理因子。理療的治療對象涉及臨床各科疾病。

實踐證明，理療對慢性病、老年病有廣泛的適應症（如各種骨質增生，頸、肩、腰、腿疼痛性疾病），對許多急性疾病和急性感染（詳見理療適應症）也有獨特的療效。治療劑量的理療方法，不但對人體沒有損害，而且還具有藥物治療等其他療法所起不到的作用。

在許多疾病的非手術療法中，單獨應用理療或協同其他療法，可使療程明顯縮短，而且治療無痛苦（一些情況下甚至有非常舒適的感覺），不良反應少。物理治療已越來越引起患者和醫務工作者的廣泛關注，物理醫學與康復也已成為現代醫學不可或缺的重要組成部分，所以康復理療設備在臨床上也得到廣泛的應用。

一、電療設備

國外有兩種低頻電療儀器發展較快，主要產品有用於鎮痛的經皮神經電刺激儀（TENS）和用於功能訓練的功能電刺激儀（FES），型號多種多樣，結構的複雜程度也不盡相同。

中頻電療儀仍以干擾電流、調製中頻電流兩種最為普及。近年相繼出現電腦控制的各類綜合電療機，如電腦立體動態干擾電療儀和電腦調制中頻治療儀等，前者將二維交叉的干擾電流變為三維立體干擾，使電流的方向、角度、形狀均可改變，產生進一步的低頻動態刺激效應，可獲得多部位、不同形式的干擾最大值。後者針對治療不同

疾病所需的中頻電流及波形，進行優化組合，編製成若干特定的多步程序處方，貯存在儀器電腦中，使用時按設定程序輸出中頻電流系列。

高頻和超高頻電療及設備方面已進入毫米波段的臨床應用和基礎研究。20 世紀 60 年代初國外開始採用返波管毫米波發生裝置進行了毫米波生物學效應實驗研究，80 年代蘇聯先後研製和生產了多種中小型毫米波治療儀，中國 80 年代中期開始毫米波生物效應研究，並有體效應器件的 8 毫米輻射源出現，此後研製出毫米波治療儀。

目前市場上主要有前蘇聯生產的波長為 4.96 毫米、5.60 毫米、7.1 毫米的治療儀，中國十幾個單位生產的波長為 8 毫米等不同型號的毫米波治療儀。

高頻電療儀脈沖化是多年研究的重要進展。日本、德國等生產的脈沖式—連續式微波治療裝置具有脈沖方式輸出，瞬間的峰值功率高，可用於某些急性病症的治療。美國 DIMEQ 公司的脈沖式短波電療機，其脈沖式輸出可保證精確輸出低劑量，所以特別適用於禁用熱療的急性疾病。

二、超聲波綜合治療儀

國外推出的超聲手術刀，已用於臨床。它是依靠超聲波產生的強大瞬時沖擊速度和聲微流的共同作用，使組織分離，達到切割的目的。它不同於高頻電刀、微波刀、激光刀的冷切割，不產生焦痂、煙霧和焦味。將超聲波與各種低、中頻電流相疊加，如超聲—直流電、超聲—音頻電、超聲—調制中頻電等，其特點是具有綜合、協同作用，這類設備國內應用已較廣泛。

超聲波治療的主要作用機理：

（1）超聲波的機械作用，用於修復傷口、軟化瘢痕、解除攣縮等；

（2）超聲波的溫熱作用，使局部血管擴張，血流加速，代謝增強，肌張力下降，疼痛減輕，結締組織的延展性增加；

（3）超聲波的理化作用，超聲可以提高生物膜的滲透性，將藥物與超聲波聯合使用，可以使藥物更容易進入細菌體內，提高細菌對藥物的敏感性，增強藥物的殺菌作用。

適應症：

（1）運動支撐器官創傷性疾病，腰痛、肌痛、挫傷、扭傷、肩關節炎、增生性脊柱炎、顳頜關節炎、腱鞘炎等；

（2）瘢痕、粘連、注射後硬結、硬皮症、血腫機化；

（3）作用於局部及相應的神經節段時，可治療神經炎、神經痛、慢性蕁麻疹、帶狀疱疹、濕疹、瘙癢症、消化性潰瘍、支氣管哮喘、胃腸功能紊亂等；

（4）其他，腦血管病偏癱、冠狀動脈供血不足、眼視網膜炎、玻璃體混濁、營養不良性潰瘍。

三、磁療設備

由於磁場與磁性材料物理學的新發展，將使高強度脈沖磁場在醫學上應用獲得新發展。高溫超導體產生磁場的磁力裝置可以長時間放置在某些部位，其變化的磁場可以控制受作用者的情緒，磁場的這種潛在的重要應用是取代心理藥物，而且基本上沒有副作用。

四、自動牽引裝置

作用機理：

是應用外力對頸椎以及腰椎施加牽拉力，使其發生一定程度的分離，使周圍軟組織得到適當牽伸的治療方法。可以解除肌肉痙攣，緩解疼痛；改善局部血液循環，有利於損傷的軟組織修復，促進水腫的吸收和炎症的消退；鬆解軟組織粘連，牽伸攣縮的關節囊和韌帶，矯治脊柱後關節的微細異常改變，使脊柱後關節嵌頓的滑膜復位或有助於關節微錯位的復位，改善或恢復脊柱的正常生理彎曲；增大椎間隙和椎間孔，改變椎間盤突出物或骨質增生與周圍組織的相互關係，減輕神經根受壓，改善臨床症狀。

適應症：主要用於頸椎、腰椎牽引，修復頸、腰椎運動損傷。如椎間盤突出症、脊柱小關節紊亂、頸背痛、腰背痛、腰腿痛等。

五、光療機

20 世紀 80 年代以來，紅外技術在中國得到了空前的發展，由於其在家庭保健和某些疾病治療的明顯效果，受到國內外醫學界和民間的普遍關注。比較有代表性的產品有各類「頻譜」治療儀。與早期的紅外治療儀相比，它們的共同特點是紅外輻射效率較高，輻射能量的分布偏向遠紅外。電腦技術應用到紫外線照射自血回輸治療儀中，使工作智能化，操作更簡便。採用最有效的紫外線波段和精確的照射劑量是今後發展的方向。

參考文獻

1. 卓大宏. 中國康復醫學的成就和面臨新世紀的挑戰〔J〕. 中國康復醫學雜誌. 1999，14（1）.

2. 陳仲武. 中國現代康復醫學事業的發展歷程〔J〕. 中國康復醫學雜誌. 2000，15（5）.

3. 勵建安. 物理與康復醫學的內涵發展與學科建設〔J〕. 中華物理醫學與康復雜誌. 2000，22（1）.

4. 卓大宏. 國際物理醫學與康復醫學學會（ISPRM）簡介〔J〕. 中國康復醫學雜誌. 1999，14（4）.

5. 魏國榮，大西友子. 多元發展理學治療，邁向人人享有健康的 21 世紀—記第十三屆世界理學治療聯盟大會〔J〕. 中國康復醫學雜誌. 1999，14（5）.

6. 黃東鋒，王於領. 迎接中國康復治療發展的新世紀—第二屆全國康復治療學術會議述評〔J〕. 中國康復醫學雜誌. 2000，15（1）.

7. 鄭潔皎，王傳馥，顏士潔. 上海綜合醫院康復醫學科的現狀〔J〕. 中國康復醫學雜誌. 1999，14（5）.

8. 鎮萬新. 深圳市康復醫療機構發展現狀調查及對策〔J〕. 中國康復醫學雜誌. 2000，15（2）.

9. 林偉，連燕烈，葉洪青. 浙江省康復醫學科現狀調查和發展探討〔J〕. 中國康復醫學雜誌. 2000，15（4）

10. 黃永禧，徐本華，戴紅. 北京地區綜合醫院康復醫學科建設現狀和對策〔J〕. 中國康復醫學雜誌. 1998，13（4）.

11. 黃叔懷，鄭隆榆. 體育保健學〔M〕. 北京：高等教育出版社，1997.

12. 陳明達. 實用體質學〔M〕. 北京：北京醫科大學出版社、中國協和醫科大學出版社聯合出版，1993.

13. 黃敬京. 健康教育學〔M〕. 2 版. 上海：上海醫科大學出版社，1992.

14. 曲綿域，等. 實用運動醫學〔M〕. 北京：北京科學技術出版社，1996.

15. 黃叔懷，等. 健康教育學〔M〕. 吉林：吉林人民出版社，1999.

16. 運動醫學編寫組. 運動醫學〔M〕. 北京：人民體育出版社，1990.

17. 體育保健學編寫組. 體育保健學〔M〕. 北京：高等教育出版社，1987.

18. 陳中偉. 運動醫學〔M〕. 上海：上海科技教育出版社，1996.

19. 周士枋. 實用康復醫學〔M〕. 南京：東南大學出版社，1991.

20. 黃家駟，等. 外科學〔M〕. 北京：人民衛生出版社，1979.

21. 黎鰲. 現代創傷學〔M〕. 北京：人民衛生出版社，1996.

22. 趙定麟. 現代創傷外科學〔M〕. 北京：科學出版社，1999.

23. 宋蘭良. 體育保健學〔M〕. 北京：高等教育出版社，1989.

24. 楊錫讓，傅浩堅. 實用體育健康醫學〔M〕. 北京：北京體育大學出版社，1995.

25. 王彤. 減重步行訓練在康復醫學中的應用〔J〕. 現代康復. 2001，5（8）.

26. 勵建安. 減重訓練的研究進展〔J〕. 中華物理醫學與康復雜誌. 2002，24（12）.

27. 范建中. 等速技術及其在康復醫學中的應用〔J〕. 國外物理醫學與康復醫學分冊. 1996，16（2）.

28. 徐軍. 等速運動裝置研究的新進展〔J〕. 中國康復醫學雜誌. 1992，7（2）.

29. 王穎. 機械振動療法及其在康復治療中的應用〔J〕. 中國康復醫學雜誌. 2004，19（8）.

30. 易南，王冰水，陳景藻. 理療康復器械的發展狀況〔J〕. 第四軍醫大學學報. 1998，19.

國家圖書館出版品預行編目資料

體育康復學 / 榮湘江　姚鴻恩　主編
　　——初版，——臺北市，大展，2010〔民 99 . 07〕
　　面；21 公分 ——（體育教材；11）
　　ISBN　978－957－468－754－1（平裝）
　1.運動療法　2.運動健康
418.9341　　　　　　　　　　　　　　　99008324

體育康復學

主　　編/榮湘江　姚鴻恩
責任編輯/王新月
發 行 人/蔡森明
出 版 者/大展出版社有限公司
社　　址/台北市北投區（石牌）致遠一路 2 段 12 巷 1 號
電　　話/（02）28236031・28236033・28233123
傳　　眞/（02）28272069
郵政劃撥/01669551
網　　址/www.dah-jaan.com.tw
E - mail／service@dah-jaan.com.tw
登 記 證/局版臺業字第 2171 號
承 印 者/傳興印刷有限公司
裝　　訂/建鑫裝訂有限公司
排 版 者/弘益電腦排版有限公司
授 權 者/北京人民體育出版社
初版 1 刷/2010 年（民 99 年）7 月

定　價/350 元

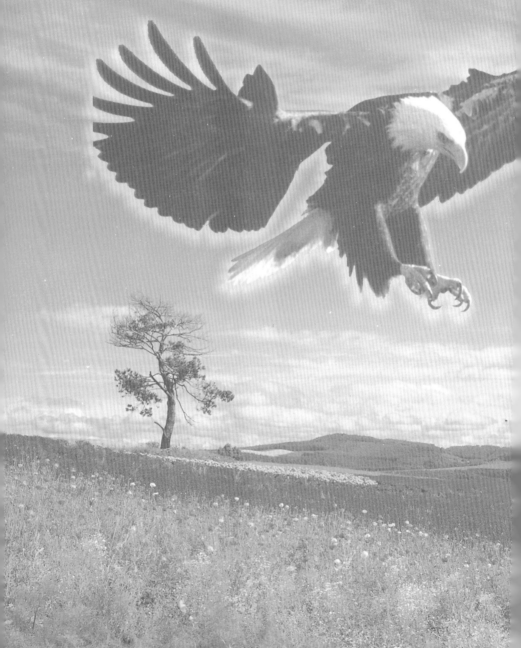

大展好書　好書大展
品嘗好書　冠群可期

大展好書　好書大展

品嘗好書　冠群可期